# LA GASTRECTOMIE

## HISTOIRE

ET

## MÉTHODES OPÉRATOIRES

PAR

**A. MONPROFIT**

PROFESSEUR DE CLINIQUE CHIRURGICALE A L'ÉCOLE DE MÉDECINE
CHIRURGIEN DE L'HOTEL-DIEU
PRÉSIDENT DU XIXe CONGRÈS FRANÇAIS DE CHIRURGIE

AVEC 50 FIGURES DANS LE TEXTE

PARIS
LIBRAIRIE MÉDICALE ET SCIENTIFIQUE
JULES ROUSSET
1, RUE CASIMIR-DELAVIGNE ET 12, RUE MONSIEUR-LE-PRINCE
(anciennement 36, rue Serpente)

1908

## TRAVAUX ANTÉRIEURS

**Salpingites et ovarites** (Prix Huguier, de l'Académie de Médecine).

**Chirurgie des ovaires et des trompes** (ouvrage couronné par l'Académie des Sciences) 1903. Un beau volume in-8 raisin, 455 pages, avec 260 figures. — Prix : 15 fr.

**La Gastro-entérostomie**, 1903. Un volume in-8 raisin, 376 pages, avec 300 figures. — Prix : 15 fr.

**Chirurgie du Gros-Intestin**. Nouvelle Méthode d'Anastomose, d'Exclusion et de Résection de l'Intestin, Implantation double et Drainage par l'intestin. (Prix Laborie, Académie de Médecine). Avec 57 figures dans le texte. — Prix : 5 fr.

**Traitement chirurgical des Cirrhoses du Foie**. Rapport sur la première Question mise à l'ordre du jour de l'Association française de Chirurgie (XVIIIe Congrès du 17 au 22 octobre 1904, à Paris). — Prix : 5 fr.

**Traitement Chirurgical des Affections bénignes de l'estomac**. Rapport présenté au 1er Congrès de la Société internationale de Chirurgie à Bruxelles 1905. Vol. in-8, 96 pages. — Prix : 5 fr.

### Périodiques.

**L'Anjou médical** (Revue mensuelle de Médecine et Chirurgie), Angers, Siraudeau.

**Annales internationales de Chirurgie gastro-intestinale** (Rédacteur en chef : Dr M. Baudouin, 21, Rue Linné, Paris).

**Archives provinciales de Chirurgie** (Rédacteur en chef : Dr M. Baudouin, 21, Rue Linné, Paris.

# LA GASTRECTOMIE

# LA GASTRECTOMIE

## HISTOIRE
ET
## MÉTHODES OPÉRATOIRES

PAR

**A. MONPROFIT**

PROFESSEUR DE CLINIQUE CHIRURGICALE A L'ÉCOLE DE MÉDECINE
CHIRURGIEN DE L'HOTEL-DIEU
PRÉSIDENT DU XIX$^{e}$ CONGRÈS FRANÇAIS DE CHIRURGIE

AVEC 50 FIGURES DANS LE TEXTE

PARIS
LIBRAIRIE MÉDICALE ET SCIENTIFIQUE
JULES ROUSSET
4, RUE CASIMIR-DELAVIGNE ET 12, RUE MONSIEUR-LE-PRINCE
(anciennement 36, rue Serpente)

1908

# INTRODUCTION.

J'ai eu l'occasion de faire récemment une conférence (1) sur la CHIRURGIE DE L'ESTOMAC DANS SON ENSEMBLE. Je ne crois pas qu'il puisse y avoir d'INTRODUCTION, ayant plus le caractère d'actualité, que ce bref résumé. — C'est pourquoi je n'hésite pas à le reproduire en tête de cet ouvrage sur la *Gastrectomie.*

## I. — CANCER DE L'ESTOMAC.

Les indications des interventions chirurgicales dans le cancer de l'estomac, sont certainement moins sujettes à discussion que dans les affections non cancéreuses ; malgré cela, il y a certains points qui sont loin d'être hors de toute contestation, et, en plus d'une occasion, on peut hésiter sur la meilleure conduite à tenir.

En premier lieu, on peut se poser cette question : pouvons-nous opérer et guérir radicalement un malade atteint de cancer de l'estomac?

On peut répondre par l'affirmative : cela n'est pas douteux ; il existe aujourd'hui un assez grand nombre d'observations incontestables permettant de dire : Oui, la cure radicale du cancer de l'es-

(1) Conférence faite à la Société de l'Internat des Hôpitaux de Paris le 22 novembre 1906.

tomac par l'opération est possible et doit être recherchée. Mais nous pouvons dire ici ce que nous ne cessons de répéter de tous les cancers : le succès sera-t-il obtenu par des opérations longues, étendues et graves ? — Non ! cent fois non !

Les succès futurs seront dus beaucoup moins aux perfectionnements de la médecine opératoire, dont l'importance est bien grande cependant, qu'aux progrès d'un diagnostic précoce, déterminant une intervention hâtive et aussi rapprochée que possible du début du mal. Là seulement est le germe des progrès de l'avenir !

Mais pour en arriver là, il ne faut pas attendre l'apparition des signes, autrefois caractérisés de *pathognomoniques!* — *Pathognomoniques!* Ils le sont, pardieu, bien trop ! *Tumeur*, *vomissements marc de café*, *teinte jaune paille*, *cachexie*, *phlegmatia !* Il n'est pas douteux que, lorsqu'ils apparaissent, le Diagnostic s'impose ! le Pronostic aussi ! Ce qui s'impose le moins alors, c'est l'Opération !

Il faudrait pouvoir rayer ces signes de mauvais présage de la symptomatologie du cancer de l'estomac, car ils annoncent surtout l'approche de la mort.....

Nous devons arriver à soupçonner, sinon à affirmer, la maladie par des signes plus ténus, moins grossiers, et d'un pronostic un peu moins fatal.

Les modifications premières de la santé générale, du fonctionnement et des sécrétions de l'estomac, nous suffisent amplement pour découvrir, dès le début, les graves dégénérescences de l'organe; pas n'est besoin d'attendre l'apparition de la *tumeur*, ni les autres signes ! Que de fois, m'a-t-on dit, lorsque j'affirmais un cancer du pylore d'après les signes fonctionnels du début : *Mais on ne sent pas de tumeur ; et vous allez opérer!* Et, à l'intervention, la tumeur se trouve, hélas! grosse comme une pomme ou plus, cachée sous le foie, déjà fixe, et souvent *inenlevable !* Attendre que la tumeur soit perceptible à la palpation, à l'examen clinique, c'est attendre, pour éteindre un incendie, que le feu paraisse enfin à travers la toiture, indiquant ainsi que la maison est bien perdue, sans ressources!

Il en est de même pour les vomissements hématiques, ou pour le mélœna, qui apportent un diagnostic bien confirmé, mais trop tardif.

Et c'est ainsi pour les dégénérescences malignes de tout le tractus gastro-intestinal.

En cherchant à faire un diagnostic si précoce, ne commettrons-nous pas des erreurs qui nous mèneront à faire des laparotomies à résultat purement explorateur? Où serait en cela le grand mal?

Lorsqu'il est question d'un cancer à enlever à temps pour en faire, s'il est possible, la cure radicale, l'importance de l'enjeu permet de risquer une exploration d'ailleurs sans gravité, si elle est faite, bien entendu, avec le soin voulu.

La *Résection* des tumeurs gastriques est donc à pratiquer, dès qu'on peut soupçonner leur existence : le succès définitif est à ce prix. — C'est d'ailleurs à cette période initiale que la Gastrectomie peut se faire avec le moins de risques sur un malade encore résistant ; pour des tumeurs limitées, la mortalité est presque nulle, et le pronostic immédiat et éloigné aussi favorable que possible. La gravité de l'intervention ne provient que de l'affaiblissement du sujet ou de l'extension trop prononcée de la tumeur.

CONTRE-INDICATIONS A L'INTERVENTION. — Nous devons tenir le plus grand compte des contre-indications qui ne permettent pas, dans certains cas, d'obtenir un bon résultat.

*a*) *Locales*. — Ces contre-indications tiennent à la disposition spéciale des tumeurs, trop étendues et trop adhérentes aux organes voisins (foie, pancréas, etc.).

Dans ces cas, je suis absolument opposé à toute tentative d'exérèse, qui ne peut amener qu'un mauvais résultat et discréditer la chirurgie gastrique.

*b*) *Générales*. — Les conditions générales du sujet sont aussi très importantes à étudier ; vous les connaissez : c'est un affaiblissement du malade tel qu'il est incapable de supporter une intervention quelconque. Il en est, voyez-vous, à qui nous ne pouvons faire,

*Nulle peine, même légère!*

On se trouve quelquefois en présence de malades qui ont des tumeurs parfaitement enlevables au point de vue opératoire, mais dont l'état général interdit toute ablation ; chez ces malades, il vaut mieux faire d'abord une gastro-entérostomie, et recourir, s'il y a lieu, à une gastrectomie, lorsqu'ils ont repris de la force par l'alimentation. Inversement, on peut rencontrer des tumeurs difficiles à enlever par des opérations laborieuses, qui, cependant, se termineront heureusement, parce que le malade est assez résistant.

Il faut donc, avec un soin très grand, étudier les conditions cliniques des malades, pour apprécier leur force de résistance, de façon à doser l'acte opératoire suivant le degré de vitalité qu'on leur suppose.

Opérations palliatives. — Chez un certain nombre de malades, soit que les conditions locales ne s'y prêtent pas, soit que la résistance générale s'y oppose, nous ne pouvons pas faire d'opération radicale d'exérèse.

C'est alors qu'intervient l'opération palliative par excellence : la *Gastro-entérostomie*.

Cette opération est acceptée d'une façon très générale par les chirurgiens ; mais, dans le corps médical, elle a rencontré, à son début, et elle trouve encore aujourd'hui, des adversaires qui lui font les trois principaux reproches que voici :

1° En premier lieu, cette opération entraînerait une mortalité considérable ;

2° En second lieu, lorsque le malade a traversé le terrible danger de la première mortalité opératoire, il ne retire de l'opération qu'un bénéfice aléatoire et de courte durée ;

3° Enfin, on donne au malade un espoir trompeur. Il est bientôt déçu par le retour des accidents ; et il retombe alors dans un désespoir d'autant plus cruel qu'il a, pendant quelque temps, espéré une guérison complète.

Voilà les trois objections opposées à la Gastro-entérostomie dans les cas de cancer de l'estomac.

Qu'en devons-nous penser ?

1° *La mortalité.* — Cette mortalité a été considérable : c'est certain. Lorsqu'on a commencé à pratiquer la Gastro-entérostomie, il y a bientôt 25 ans, la mortalité a été de 45 à 50 p. 100. Mais cette mortalité s'est considérablement abaissée ; progressivement, elle est descendue à 30, à 20, à 15, à 10 p. 100. Je crois pouvoir dire qu'aujourd'hui, entre les mains de chirurgiens expérimentés, avec un bon procédé, elle n'est pas supérieure à 6 ou 8 p. 100. Et il faut penser qu'il ne s'agit que de malades désespérés, moribonds, jugés trop affaiblis pour pouvoir supporter une intervention plus importante ! Il en est qui nous arrivent dans un tel état d'affaiblissement et d'inanition que nous ne pouvons même pas songer à les chloroformiser pour les opérer ! Dans ces déplorables conditions, la mortalité s'est cependant abaissée, entre nos mains, aux chiffres que je vous ai indiqués.

Les malades, qui succombent après l'intervention, sont le plus souvent emportés par des complications pulmonaires, comme on en voit survenir chez les cachectiques. D'autres cessent de vomir et ne font aucune complication ; mais ils continuent à s'affaiblir peu à peu, et succombent au bout de quelques jours sans accident aigu d'aucune sorte ; la maladie continue chez eux sa marche fatale vers la terminaison mortelle ; nous sommes intervenus trop tard pour pouvoir interrompre son cours.

Ainsi donc, l'argument tiré de la *mortalité considérable* dans les gastro-entérostomies pour cancer, tombe d'une façon complète. Les statistiques des chirurgiens qui ont une pratique étendue de la gastro-entérostomie sont concordantes ; et nos chiffres ne font pas exception sur ceux qui sont obtenus dans toutes les cliniques où on s'occupe de ces maladies.

2° On dit en second lieu que le bénéfice obtenu par la gastro-entérostomie chez les cancéreux est *aléatoire*, et, lorsqu'il est réel, *très peu durable*.

Que cherchons-nous donc lorsque nous faisons une gastro - entérostomie chez un cancéreux atteint, par exemple, pour prendre un cas typique, de *cancer du pylore*, avec une vaste dilatation de l'estomac et des vomissements incessants?

Nous cherchons à délivrer ce pauvre malheureux du supplice de ne pouvoir prendre d'aliments, sans les rejeter après quelques heures. Or, ce résultat nous l'obtenons d'une façon constante, si l'opération est faite comme elle doit l'être. Est-ce que le bénéfice de débarrasser un malheureux de cette souffrance terrible causée par des vomissements incessants est négligeable ?

Je ne le crois pas; et les malades sont de mon avis.

C'est d'ailleurs tout ce que nous cherchons à obtenir par toutes les autres médications, par les lavages de l'estomac, par les médicaments dirigés contre les vomissements et par tous les moyens que nous nous ingénions à employer pour combattre ces symptômes excessivement pénibles.

Si on arrive à supprimer les vomissements, on donne à ces malheureux une satisfaction très grande ; et cela n'est pas négligeable.

Or, comme nous obtenons ce résultat d'une façon absolument constante et très rapidement, puisque la plupart des malades cessent de vomir le *jour même* ou *le lendemain*, on ne peut pas dire que l'intervention a été inutile!

3° *L'amélioration est-elle durable?* — Ici se pose la question de la survie après la Gastro-entérostomie. Cette survie est très variable.

Certains malades opérés dans de bonnes conditions succombent au bout de deux ou trois mois. D'autres vivent deux ans, deux ans et demi, trois ans !

La moyenne de cette survie a été appréciée par différentes statistiques, — je dois dire que je n'y attache pas grande importance — à 6, 7 ou 8 mois. Mais ces statistiques sont très variables, selon que l'on y fait entrer ou non les chiffres extrêmes.

Il suffit qu'il y ait une prolongation bien nette de l'existence, et d'une existence devenue supportable, pour que nous soyons autorisés à intervenir.

Considérez la situation d'un malade à qui la Gastro-entérostomie a permis de prendre des aliments et de les digérer. Ce malade ne peut-il pas être regardé d'un œil d'envie par tous les autres malades à qui nous faisons des opérations palliatives pour des affections cancéreuses ?

Ne peut-il pas narguer un malheureux *trachéotomisé* pour *cancer du larynx* ? Peut-on lui comparer un opéré de *Gastrostomie* pour *cancer de l'œsophage* ? Ne peut-il pas s'écarter avec dégoût de celui qui porte un *anus contre nature* pour *cancer du rectum* ?

Sa situation est infiniment préférable à celle de tous ces malades.

N'hésitons donc jamais à faire cette opération, lorsqu'elle est indiquée !

*La Gastro-entérostomie est la meilleure, la moins pénible, la plus bienfaisante des opérations palliatives* que nous puissions faire dans les *cancers inopérables* !

En effet, cette opération laisse au malade une illusion complète sur son état ; elle supprime les phénomènes morbides dont il se plaignait, et elle lui rend la complète apparence de la parfaite santé.

Nous ne sommes même plus obligés de condamner ces malades au séjour au lit ; nous les faisons lever dès le lendemain de l'opération ; il suffit de placer par-dessus le pansement un bandage élastique bien ajusté.

Lorsque j'ai affaire à un malade âgé, cachectique, je tiens beaucoup à ce qu'il ne séjourne pas au lit ; et le lendemain je le fais lever pendant une demi-heure ou plus si c'est possible ; au bout de cinq ou six jours, le malade reste plus longtemps levé ; il reprend bientôt sa vie habituelle avec cette différence qu'il s'alimente sans vomir, que sa constipation a disparu, et qu'il sent ses forces revenir peu à peu.

C'est pourquoi je dis que ce bénéfice qu'on qualifie d'aléatoire et de trompeur, est bien réel; et c'est d'ailleurs le seul qu'on puisse obtenir en pareil cas. Lorsque nous pouvons faire mieux par la Gastrectomie, nous le faisons; mais, lorsque nous ne pouvons faire mieux, cette médication s'impose, comme lorsque nous faisons une injection de morphine à un malade dont les souffrances sont devenues intolérables !

C'est alors qu'on nous dit : Vous avez donné à ce malade toutes les apparences d'une guérison complète; vous lui avez donné aussi l'espoir d'une guérison prolongée; mais, au bout de six mois ou d'un an, la maladie va reprendre sa marche; et ce malheureux retombera dans un désespoir d'autant plus cruel que la guérison complète et définitive aura été entrevue et espérée!

Mais n'est-ce pas là, hélas ! l'inconvénient de toutes les médications que nous pouvons employer dans les maladies incurables? Est-ce une raison pour ne pas soulager les malades? Ne sommes-nous pas obligés par notre devoir de procurer, à ceux qui se confient à nos soins, tous les sursis, tous les adoucissements que l'art nous permet de leur obtenir? Qui donc pourra le nier?

D'ailleurs nous n'avons pas seulement à envisager la maladie en elle-même; nous devons voir notre malade et les conditions sociales dans lesquelles il se trouve placé; or il existe une foule de situations de famille, de fortune, d'affaires, dans lesquelles il est très important d'obtenir une amélioration, fût-elle temporaire, une prolongation de la vie fût-elle de courte durée ! La Gastro-entérostomie nous permet d'obtenir ce résultat ; et j'ai souvent eu, pour ma part, à m'en féliciter.

Une autre raison doit encore nous pousser à pratiquer la Gastro-entérostomie même dans les cas en apparence les plus mauvais ; *nous ne sommes pas toujours absolument certains d'avoir affaire à des cancéreux*.

Certains malades sont catalogués cancéreux, réputés incurables, condamnés à bref délai, et présentent tout le tableau clinique du cancer de l'estomac. Vous faites à ces malades une Gastro-entérostomie ; et vous les revoyez bien portants trois ou quatre ans plus tard ! Il s'agissait non d'un cancer de l'estomac, mais d'un ulcère infecté, d'une tumeur inflammatoire ! Ces cas-là se rencontrent assez souvent, quand on opère beaucoup de gastriques. Et ce sont précisément des malades atteints de tumeurs inopérables, avec adhérences de tous côtés ! La Gastro-entérostomie fait rapidement disparaître cette gangue inflammatoire des environs de l'ulcère ; et le malade, recommençant à se nourrir et à bien digérer, est bientôt transformé !

Ainsi, non seulement c'est notre devoir d'opérer, mais je dis que nous n'avons pas le droit de refuser la Gastro-entérostomie à un malade chronique de l'estomac et paraissant atteint de cancer, parce qu'il lui reste encore une chance possible : *celle de n'être pas cancéreux* !

Si on le laisse vomir, qu'il soit cancéreux ou non, il succombera : on peut être étranglé avec une corde de soie comme avec un lacet de chanvre! Que l'obstacle qui est autour du pylore soit cancéreux ou simplement inflammatoire ou cicatriciel, il empêche toujours les aliments de passer; et en tout cas le résultat est le même.

La Gastro-entérostomie s'impose donc à nous d'une façon absolue dans ces cas; et nous n'avons aucune raison de la rejeter, sous prétexte qu'elle ne pourrait produire que des résultats temporaires.

Mais toutes nos médications ne sont-elles pas dans ces conditions? Tous nos remèdes, tous nos traitements ne donnent bien souvent que des résultats passagers. Il suffit au médecin de savoir que d'une façon courante une amélioration se produit, pour qu'il ordonne à son malade le médicament qui doit le soulager, le consoler, sinon le guérir.

Cancers inopérables. — Il existe des cancers de l'estomac, pour lesquels la chirurgie ne peut absolument rien faire : ni comme traitement curatif, ni comme traitement palliatif.

Au point de vue local, il existe des tumeurs étendues, adhérentes, que nous ne pouvons pas enlever et qui ne nous laissent pas un seul point pour y placer une anastomose.

Le *siège de la tumeur* peut aussi être tel que nous ne pouvons faire d'anastomose en amont ; je dois signaler cependant que, dans quelques cas, une anastomose même placée en aval de la tumeur a produit une amélioration; mais c'est l'exception.

*L'absence de vomissements* dans ces cas contre-indique toute intervention. Nous n'avons qu'à laisser la maladie à son évolution naturelle.

Enfin il y a, au *point de vue général*, des malades qui se présentent à nous dans un état de faiblesse tel, que nous ne pouvons, pour eux, entreprendre aucune espèce d'intervention curative ou palliative, alors même que les conditions locales de la tumeur seraient favorables à l'une ou à l'autre. En les opérant, nous mettrions sur le compte de la chirurgie des décès qui sont attribuables à la marche naturelle de la maladie. Ne chargeons pas la Chirurgie de ce qui revient à la seule Pathologie !

En dehors de ces cas, lorsqu'il y a des douleurs, des vomissements, et qu'une affection maligne est soupçonnée, nous devons intervenir.

Les médications par sérum ou vaccin donneront-elles bientôt des résultats et feront-elles disparaître ce chapitre de la pathologie? Espérons-le.

Mais pour l'instant nous sommes obligés de regarder la question au *point de vue présent*, au *point de vue pratique actuel*. Et nous devons en conséquence, préconiser — comme je le fais depuis longtemps, comme je l'ai déclaré récemment encore au XIXe Congrès français de Chirurgie, dans mon Discours d'ouverture — le *Diagnostic précoce* et l'*Opération hâtive*. — C'est ainsi que nous obtiendrons des succès durables.

Si les moyens médicaux arrivent à nous donner des résultats curatifs, il est bien probable que l'ablation des tumeurs nous sera quand même demandée, ne fût-ce que pour lever les rétrécissements cicatriciels qu'elles laisseraient derrière elles. La médication interviendra pour combattre et prévenir l'extension de la maladie et la production des récidives!

## II. — Affections non cancéreuses de l'estomac.

Nous allons aborder maintenant le traitement des affections *non cancéreuses*, dites aussi *bénignes*, de l'estomac. Je vous ferai remarquer que ce qualificatif d'affection *bénigne* peut prêter à confusion.

Il y a des maladies non cancéreuses, qui peuvent être aussi graves qu'un cancer. Un ulcère qui saigne abondamment peut tuer aussi sûrement et plus rapidement qu'un squirrhe du pylore. Un tel ulcère n'est pas une maladie bénigne. Distinguons donc ces maladies en cancéreuses et non cancéreuses, sans préjuger de leur bénignité ou de leur malignité.

L'affection avec laquelle nous avons le plus souvent à lutter, c'est l'*Ulcère de l'estomac* à sa période aiguë, à sa période chronique, ou dans ses suites éloignées. Je suis convaincu que la plupart des troubles chroniques de l'estomac sont les résultats immédiats ou éloignés d'une ulcération, simple ou multiple.

Ici, comme dans les affections cancéreuses, nous avons été peut-être trop habitués à chercher chez nos malades le tableau clinique traditionnel : le tableau classique de l'ulcère de l'estomac avec ses douleurs spéciales, ses vomissements sanglants, et tout cet ensemble que nous décrivions avec tant de conviction lorsque nous traitions la question à l'Internat; nous n'étions nullement embarrassés pour faire le diagnostic du cancer, de l'ulcère de l'estomac, et des différentes formes de gastrite. Cela était pour nous d'une extrême simplicité. Avec quelle dextérité nous faisions, tous, ces diagnostics différentiels, avec les signes si typiques pour chaque variété de lésions!

Il faut nous faire de la symptomatologie de ces affections et de l'ulcère en particulier une idée un peu moins simpliste. Cela sans doute est bien connu des pathologistes spéciaux de l'estomac. Mais nous ne devons pas cependant cesser de le dire : Beaucoup de malades, que l'on ne soupçonnait pas d'avoir de la gastrite ulcéreuse, sont sous l'évolution d'un ou de plusieurs ulcères, qui ne donnent ni grandes douleurs, ni vomissements caractéristiques. Les malades ressentent cependant des douleurs, des troubles gastriques variés parfois difficiles à diagnostiquer, mais qui existent cependant et qui sont sous la dépendance d'un ulcère, qu'on a méconnu parce qu'on ne voit ni hématémèse ni mélæna. Le premier grand symptôme est parfois une hémorragie, foudroyante et rapidement mortelle.

Les affections mal définies de l'estomac sont le plus souvent dues à des ulcères, à leur période d'état ou à leur période de cicatrisation.

Que pouvons-nous au point de vue thérapeutique contre l'ulcère de l'estomac ?

Pouvons-nous par le traitement médical en arrêter la marche d'une façon certaine ? Non ; nous pouvons améliorer un malade, lui procurer une guérison apparente ; mais nous ne pouvons pas affirmer d'une façon certaine la cicatrisation de l'ulcère et l'absence de retour des accidents.

Si, d'autre part, nous intervenons chirurgicalement, nous pouvons dire que nous avons amélioré la marche de la maladie, fait disparaître les accidents momentanément ; mais nous ne sommes pas sûrs que ces accidents ne reviendront jamais.

J'ai vu, en particulier, des hématémèses se reproduire un an ou deux ans après un abouchement gastro-intestinal.

Nous devons donc dire, médecins ou chirurgiens, que nous ne tenons pas, en nos mains, soit au point de vue du traitement médical, soit au point de vue du traitement chirurgical, le sûr moyen d'arrêter la marche de l'ulcère gastrique. Est-ce donc une complète faillite de la thérapeutique médicale ou chirurgicale de cette maladie? En aucune façon.

Si nous ne pouvons rien, d'une façon absolue, sur l'ulcère, nous pouvons agir d'une façon extrêmement heureuse et favorable sur ses *complications*, et sur l'aggravation d'une maladie en somme fort dangereuse.

Nous allons voir ce que nous pouvons faire au point de vue *chirurgical*, car je laisserai de côté le *traitement médical*.

Il ne faudrait pas que, dans une Société comme celle-ci, on puisse nous faire le reproche d'être ou spécialement médecins ou exclusivement chirurgiens. Parmi nous, les uns ont dirigé leurs études particulièrement vers la médecine, les autres spécialement vers l'action chirurgicale; mais, tous, nous sommes passés par cette grande École de l'Internat des Hôpitaux de Paris, où nous avons puisé près du lit du malade assez de connaissances, d'ordre médical et d'ordre chirurgical, pour que nous puissions, les uns exercer la médecine en connaissant toutes les ressources qu'offre la chirurgie; les autres pratiquer la chirurgie.

sans avoir oublié les grandes données de la clinique médicale !

Nous pouvons donc être ou des médecins parfaitement renseignés sur la thérapeutique chirurgicale, ou des chirurgiens connaissant les ressources de la médecine.

Je laisserai, par suite, de côté, le traitement médical, parce qu'il n'entre pas dans le cadre de ma conférence, qu'il m'entraînerait dans des développements trop longs et inutiles, et aussi parce que vous le connaissez tous mieux que moi.

Je me placerai dans les cas où le traitement médical n'a pas donné de résultats, lorsque nous nous trouvons en présence d'un ulcère qui présente des complications.

Complications. — La première de ces complications que nous devrons envisager est celle qui, pour nos anciens, caractérisait si bien l'ulcère de l'estomac.

L'*hématémèse* aiguë, foudroyante, qui, à mon sens, ne relève guère que du traitement médical : non qu'il ne soit possible d'ouvrir l'estomac, de trouver la source de l'hémorragie et de la tarir; mais cette opération aura toujours une si grande gravité, qu'il vaut mieux, pour la plupart des auteurs, recourir au traitement médical, et s'efforcer de remonter les forces du malade, pour intervenir à une période plus favorable.

Mais si nous avons affaire à des *Hématémèses répétées*, la situation est toute différente ; et, dans ce cas, l'intervention n'est plus aussi grave et donne les meilleurs résultats.

Autant je suis réservé pour les hématémèses aiguës et graves, autant je suis affirmatif pour celles qui reviennent sans cesse et qui sont moins abondantes. La gastro-entérostomie donne alors une guérison rapide et durable.

Un autre accident fréquent de l'ulcère est l'*intolérance gastrique*. Le malade saigne peu ; mais il ne peut tolérer aucun aliment ; quand le traitement diététique n'a pas donné de résultats, la gastro-entérostomie supprime ces accidents d'une façon très rapide.

Lorsqu'il y a des *douleurs persistantes*, avec irradiations dorsales ou péri-gastriques, l'indication est la même ; tous ces malades peuvent bénéficier avec une très grande rapidité de l'intervention, et je ne vois même pas l'utilité de les soumettre à des diètes répétées et prolongées que l'on est obligé d'interrompre et de reprendre, alors qu'avec une gastro-entérostomie, on les mettra en état de se nourrir et de ne plus souffrir.

Je ne veux pas dire qu'avec le régime lacté absolu ou mixte ou d'autres régimes, on ne peut pas obtenir d'améliorations ; mais tout le monde sait que ces améliorations sont passagères et que les accidents reparaissent, dès que le sujet reprend une alimentation suivie ou commet quelque infraction à son régime.

Avec la gastro-entérostomie, on peut alimenter les malades et les délivrer de leurs douleurs.

J'arrive à un accident plus grave : la *perforation de l'estomac* par suite d'ulcère. La perforation aiguë, bien qu'elle soit très grave, impose absolument l'intervention, comme dans le cas de perforation de l'intestin.

Lorsque nous sommes en présence de perforations que nous pouvons saisir dès le début, nous pouvons obtenir de très bons résultats. En dehors de l'intervention, il y a peu d'espoir de guérison.

Dans la *perforation lente*, avec des abcès, des collections qui se forment d'une façon latente, le pronostic est encore plus favorable.

Dans d'autres cas, nous trouvons autour d'un ulcère des *tumeurs inflammatoires*, causées par une infection s'irradiant dans le fond de l'ulcère et dans les *tissus péri-ulcéreux* à une distance plus ou moins étendue, envahissant la paroi gastrique, le péritoine avoisinant, les épiploons, et allant adhérer parfois aux viscères voisins et même aux parois de la cavité abdominale.

Ici la conduite à tenir est parfois un peu délicate, parce qu'on se trouve en présence d'un malade présentant des symptômes de gastrite ulcéreuse et, en outre, une tumeur.

Le diagnostic doit porter sur le point suivant : s'agit-il d'une tumeur néoplasique ou d'une tumeur d'origine ulcéreuse ?

Dans ce cas, on doit être interventionniste autant qu'il est possible, parce qu'il est moins grave d'enlever inutilement une *tumeur inflammatoire* due à un ulcère infecté, que de laisser en place une tumeur cancéreuse en pleine évolution.

Si on a de bonnes raisons de penser qu'on n'a pas autre chose entre les mains qu'un ulcère calleux, mieux vaut faire simplement la gastro-entérostomie et laisser la tumeur en place.

J'avoue que ces cas sont ceux qui nous donnent le plus d'ennuis, pour la décision à prendre. L'examen chimique du suc gastrique ne suffit pas en effet à lever toutes nos incertitudes.

L'histoire du malade et son examen clinique doivent être étudiés avec le plus grand soin, à ces divers points de vue.

En ce qui concerne la *sténose pylorique* consécutive à la cicatrisation de l'ulcère, il n'y a pas la moindre hésitation : l'intervention est absolument indiquée ; ce sont les cas dans lesquels nous obtenons les meilleurs résultats, que nous fassions l'ablation du pylore ou la gastro-entérostomie.

Il en est de même dans l'*estomac biloculaire*, quelle que soit son origine, congénitale ou cicatricielle.

Nous pouvons, dans ces cas, soit intervenir sur

l'estomac lui-même par la résection, soit pratiquer l'anastomose sur les deux poches.

Dans tous les cas que nous venons de passer en revue, la discussion ne peut pas être bien longue, car l'avis est presque unanime.

Quelques malades soulèvent un peu plus de discussion; et il y a, dans certains cas, une divergence de vues plus profonde entre médecins trop exclusivement médecins, et chirurgiens trop opérateurs peut-être ; nous avons un premier ordre de faits qui peuvent être rangés sous les dénominations suivantes : *gastroptose*, *dilatation gastrique dite essentielle*, *dyspepsie grave* sans ulcère manifeste ; malgré les réserves qu'on doit apporter ici, nous pouvons obtenir de bons résultats dans ceux de ces cas que n'auront amélioré ni l'hygiène, ni les médications, ni le régime, ni les cures thermales. Nous avons affaire à des estomacs dont l'évacuation est difficile, dont la force de contraction est diminuée ; et toute facilité apportée à leur évacuation joue ici un rôle favorable. Il en est de même de certaines *atonies gastriques*.

Que dirai-je maintenant des *troubles gastriques nerveux ?* Ces cas sont ceux que nous ne devons aborder qu'avec beaucoup de précautions et autant que possible nous devons éviter de les opérer.

Mais il existe des malades qui ont du *spasme pylorique*, et qui ne sont nerveux que parce qu'ils ont des troubles gastriques ; cette détermination est affaire clinique ; si nous trouvons chez un nerveux une lésion gastrique non douteuse, si nous avons des raisons de penser qu'elle est le point de départ des accidents nerveux, ou que tout au moins elle les aggrave, alors nous avons chance d'obtenir des améliorations en intervenant.

Mais combien les conditions contraires se rencontrent plus souvent ! Alors, ne compromettons pas la chirurgie dans des cas où elle ne peut pas rendre de services ; et résistons aux instances dont nous sommes souvent l'objet pour intervenir chez des malades qui sont pratiquement incurables.

Pour me résumer, je dirai qu'en laissant de côté les affections de la nature de celles que je viens de passer en revue, la pathologie nous fournit dans les affections non cancéreuses de l'estomac des indications générales. Ces indications sont, en quelque sorte, symptomatiques.

Les *vomissements*, la *stase gastrique*, les *douleurs* persistantes, l'*intolérance* gastrique avec ou sans *hyperchlorhydrie*, les *hémorrhagies* répétées, le *dépérissement progressif* avec phénomènes gastriques, les *tumeurs inflammatoires* péri-ulcéreuses : tous ces signes nous imposent d'une façon absolue une intervention chirurgicale, qui, le plus souvent, sera une *Gastro-entérostomie*.

On nous objecte parfois que, par le traitement

médical, on guérit beaucoup d'ulcères très graves. Pour ceux-là, nous sommes absolument d'accord : puisqu'ils guérissent, nous les laissons guéris ; et nous n'avons pas à nous en occuper.

Nous n'avons en vue que ceux qu'un traitement médical rationnel n'a pu guérir.

Parfois, on a pu reprocher à la gastro-entérostomie non seulement de n'avoir pas soulagé les malades, mais encore d'avoir compliqué leur état, en ajoutant, aux douleurs qui existaient primitivement, aux vomissements sanguins ou alimentaires, des vomissements bilieux.

Ces reflux de bile dans l'estomac par l'anastomose étaient fréquents autrefois, ainsi que le *circulus viciosus*, lorsqu'on employait exclusivement les procédés de *Gastro-entérostomie à accolement latéral*, avec ou sans boutons, antérieur ou postérieur.

J'ai fait autrefois un grand nombre de ces anastomoses latérales ; j'ai obtenu de bons résultats ; mais dans quelques cas mes opérés ont vomi de la bile. Aussi les ai-je complètement laissés de côté, pour recourir exclusivement au procédé en Y de Roux (de Lausanne) modifié, lequel donne des résultats à peu près toujours parfaits. Depuis lors, je n'ai plus de régurgitations bilieuses. L'objection faite à la gastro-entérostomie ne porte donc pas. Employez un bon procédé, exécutez-le correctement avec le soin nécessaire, et vous aurez un bon résultat. Ces petits ennuis peuvent arriver au meilleur opérateur, mais la chirurgie n'en est pas atteinte ; plus on fait d'opérations, plus on acquiert de dextérité ; on fait choix soi-même du meilleur procédé, ou tout au moins de celui qui vous réussit le mieux !

Que peut-on encore reprocher à l'anastomose dans les affections non cancéreuses ? La gravité ! On peut dire qu'elle est à peu près nulle. Lorsque je vois un malade atteint de troubles chroniques de l'estomac, soigné déjà sans résultat par un médecin compétent, soumis aux régimes diététiques, et qu'il est reconnu que ce traitement est inefficace, je propose l'intervention.

En effet la mortalité s'est abaissée dans de telles conditions qu'elle est pour ainsi dire insignifiante ; à mon avis, elle doit se réduire encore à ne pas être supérieure à 1 p. 100.

Mais nous n'opérons pas que des malades encore résistants ; certains sujets, atteints d'ulcère saignant, sont moins favorables à opérer qu'un squirrhe du pylore.

On n'a pas l'habitude de penser que l'ulcère de l'estomac est une maladie grave ; et cependant nous voyons un grand nombre de ces malades, qui n'ont pas été opérés, succomber à des hémorragies, à des péritonites par perforation, à l'affaiblissement progressif ou à la cancérisation de leur ulcère. Nous pouvons donc proposer hardiment une intervention infiniment moins grave que la maladie, qui présente moins de risques mortels et au contraire nous offre des chances extrêmement nombreuses et favorables du retour à une santé parfaite; il faut conclure de là que la collaboration étroite du médecin et du chirurgien ira s'imposant à nous de plus en plus.

Il faut donc que le médecin s'instruise des moyens chirurgicaux que nous avons à sa disposition, et, d'un autre côté, que le chirurgien ne perde pas de vue les indications opératoires que présentent les maladies réputées comme au-dessus de nos ressources.

Nous avons là un vaste champ a explorer, car il est incontestable que, malgré tant de progrès, aussi bien au point de vue du diagnostic qu'au point de vue du traitement, il y a encore un grand nombre de malades qui souffrent de phénomènes gastriques, à qui on fait des lavages d'estomac, et qui ne peuvent se nourrir. Le nombre de ces malades est beaucoup plus considérable qu'on ne peut le croire.

Lorsqu'il s'agit de malades aisés, on peut encore envisager la possibilité d'un traitement prolongé ; mais dans les hôpitaux nous avons affaire à de pauvres gens qui ne peuvent faire les frais d'un traitement un peu long, ni suivre pendant des mois ou des années un régime spécial. Si vous prescrivez à un journalier de se mettre au régime lacté, il vous répondra qu'il ne peut suivre ce régime, et qu'il doit travailler pour nourrir sa famille.

Ainsi tel malade peut être soigné médicalement pendant de longs mois; tel autre ne peut pas l'être parce qu'il manque totalement de ressources; on est obligé alors de brusquer la situation et de recourir à une intervention que nous savons devoir être rapidement curatrice et qui remettra vite le malade sur pied, en état de suivre son régime ordinaire. Il suffira seulement de lui prescrire ensuite d'éviter les excès de boisson et de nourriture, qui sont d'ailleurs toujours bons à éviter même pour ceux qui ne sont pas des gastriques. Combien de malades aisés préféreront être soignés comme des indigents et rapidement délivrés de leurs misères par une guérison complète!

Je suis convaincu que nous avons encore beaucoup à faire dans ce sens, parce que nombre de lésions gastriques sont curables par une intervention; plus nous irons, plus nous nous en rendrons compte (1).

A. Monprofit.

(1) Dans cette rapide revue des indications opératoires dans les affections gastriques, j'ai de parti pris laissé de côté des interventions comme la gastrostomie, la jéjunostomie, etc., etc., qui trouveront leur place ailleurs.

# CHAPITRE PREMIER.

## GÉNÉRALITÉS.

Définition. — La résection de l'estomac, ou Gastrectomie, est une opération qui consiste à enlever soit l'estomac entier, soit une partie de cet organe.

Cette opération permet, dans le cas, par exemple, d'une tumeur mettant obstacle au cours des substances alimentaires, d'enlever cet obstacle. Elle permet aussi d'apporter, au moins en certaines circonstances, un soulagement aux souffrances provoquées par des néoplasmes, des ulcères, et même de les faire disparaître entièrement en supprimant leur cause. Grâce à elle, on a obtenu d'assez longues survies chez des cancéreux, que leur mal condamnait à une mort très prochaine. La guérison paraît même avoir été absolue en plusieurs circonstances, quand la chirurgie est intervenue avant que le patient soit dans un état cachectique trop avancé.

Cette intervention a été employée aussi dans certaines lésions bénignes de l'estomac et surtout du pylore.

Vue d'ensemble. — La résection de l'estomac constitue donc un précieux moyen de lutte contre des affections de la plus haute gravité.

Certes, depuis le jour où Péan fit la première Gastrectomie, bien des discussions ont eu lieu; bien des doutes ont été émis !

Passant trop facilement sous silence les quelques succès obtenus dès le début, on avait insisté avec trop de complaisance sur des échecs, qui, à une période de tâtonnement, devaient forcément se produire.

A cette époque, d'ailleurs, l'antisepsie et l'asepsie étaient loin d'être ce qu'elles sont aujourd'hui.

Ce que j'ai dit au sujet de la Gastro-entérostomie peut être répété ici. Quoique, en 1879, les doctrines antiseptiques et aseptiques fussent déjà un peu connues en Angleterre au moins, elles ont fait, depuis, d'énormes progrès; et les installations opératoires que l'on possède actuellement permettent aux chirurgiens de procéder avec succès à des interventions qui, jadis, auraient paru des plus hardies.

De ce nombre est la Résection de l'Estomac.

Variétés. — La résection de l'estomac est partielle ou totale.

I. La Résection ou Gastrectomie partielle se divise en :

a. *Gastrectomie annulaire :* Gastrectomie cylindrique, portant sur le corps même de l'estomac.

b. *Gastrectomie localisée* (atypique des auteurs) : Gastrectomie partielle dans laquelle la résection n'intéresse pas toute la circonférence de l'estomac.

Elle peut comprendre une face entière, ou une partie d'une face seulement (Gastrectomie en V, etc...).

c. *Gastrectomie cardio-gastrique :* Gastrectomie partielle, dans laquelle le segment de l'estomac enlevé atteint le cardia.

d. *Gastrectomie pyloro-gastrique :* Gastrectomie partielle, dans laquelle on a enlevé un segment de l'estomac qui va jusqu'au pylore.

e. *Cardiectomie :* Gastrectomie, dans laquelle le cardia est réséqué et qui exige une anastomose œsophago-intestinale.

f. *Pylorectomie :* Gastrectomie dans laquelle on résèque le pylore seulement; opération très fréquente, qui est ordinairement suivie de Gastro-entérostomie à l'heure actuelle.

II. La *Gastrectomie totale* répond, comme son nom l'indique, à l'ablation de la totalité de l'estomac. Elle exige forcément une opération complémentaire : l'Anastomose œsophago-intestinale.

Etymologie. — Le mot « Gastrectomie » vient du grec : γαστήρ, estomac ; ἐκτομή, excision.

« Cardiectomie » vient de καρδία, bouche, entrée ; et ἐκτομή, excision.

« Pylorectomie » prend aussi son étymologie dans les mots grecs : πυλωρός, pylore ; et ἐκτομή, excision.

# CHAPITRE II.

## HISTORIQUE.

I. Histoire générale. — 1° *Expérimentation.* — Ce sont les *Physiologistes* qui, les premiers, tentèrent la résection, partielle ou totale, de l'estomac.

Merrem (1), au début du XIXe siècle, extirpa le pylore chez trois chiens; et il réunit les parties par *invagination*. Les trois animaux *moururent.*

Ce n'est qu'en 1876 que Gussenbauer et Winiwarter (2) renouvelèrent ces expériences. Ils opérèrent sept chiens ; deux *survécurent* pendant quelques mois. Les expérimentateurs employèrent la suture en 8 de chiffre. Ils dirent, dans leur travail, que les cas de *cancer* du pylore pouvaient, chez l'homme, être justiciables de cette intervention, d'autant plus qu'en examinant des pièces d'autopsie ils aperçurent que des cancers du pylore

(1) Merrem (Daniel-Paul-Carl-Théodor). — *Animadversione quædem chirurgiæ experimentis in animalibus fontis illustratæ.* Giessen, 1810.

(2) Gussenbauer et Winiwarter. — *Archiv für klin. Chirurgie*, Berlin, 1876, t. XIX, p. 347.

déterminent la mort, quand ils sont encore opérables !

Czerny et Kaiser répétèrent ces expériences en 1876 et en 1877 (1). Ils obtinrent *d'heureux résultats* de la résection partielle de l'estomac en forme d'anneau (quatre fois sur cinq).

Sur cinq expériences, il y eut *une guérison* temporaire, après ablation de l'estomac, de la rate, et d'une partie de l'épiploon ; mais l'animal mourut d'une péritonite par perforation le vingt-unième jour. Sur cinq ablations totales de l'estomac, il y eut quatre morts et *une guérison.*

Beaucoup plus tard, en 1895, MM. Pachon et Carvalho publièrent les résultats de nouvelles expériences sur l'extirpation totale de l'estomac, expériences prouvant que la *Gastrectomie totale* était possible (2).

En 1904, M. Gross présenta à la Société de Médecine de Nancy deux chiens opérés et *guéris* de *résection du cardia* par M. Sencert (3).

2° *Clinique.* — *1er Cas.* — Les faits cliniques suivirent de près les expériences de Czerny et de

(1) Czerny. — *Beit. z. operat. Chir.*, Stuttgart, 1878, p. 934.

(2) Pachon et Carvalho. — *Sur l'extirpation totale de l'estomac.* — *Soc. de Biologie*, 1er juillet 1895.

(3) F. Gross. — *Présentation de deux chiens opérés et guéris de résection du cardia.* — *Rev. méd. de l'Est*, Nancy, 1904, XXXVI, 480.

Kaiser ; et, dès 1879, c'est-à-dire trois ans après seulement, Péan exécutait la première Pylorectomie, chez un malade atteint de cancer de l'estomac.

C'est donc à un Français que revient l'honneur de la première intervention chirurgicale dans les tumeurs de l'estomac, en ce qui concerne la Gastrectomie.

1° *Faits cliniques d'origine.*

1865. — Certes, Ruggero Torelli réséqua, dès le 14 septembre 1865, une partie de l'estomac pour une *lésion traumatique.* Le malade avait reçu un coup de couteau, qui avait provoqué une *hernie de l'estomac*, avec plaie de l'organe. Ruggero Torelli, après avoir débridé la plaie abdominale, réséqua la portion étranglée et sutura les bords de son incision (1).

Quoique ce fait ne rentre pas en réalité dans notre cadre, puisqu'il s'agit d'une intervention très particulière pour lésion traumatique, il nous a paru assez intéressant pour être cité ici au point de vue historique, car, en somme, il y a bien eu là une sorte de *Gastrectomie !*

1879. — 1° C'est en l'année 1879, le 9 avril,

(1) Angelo Mongeri Romeo. — *Zulla resezione della stomaco.* — Catania, 1886, p. 11.

qu'un chirurgien français, Péan, fit, chez l'homme, la *première Pylorectomie pour Cancer* (1).

OBSERVATION.

Le malade était affecté d'un rétrécissement organique du pylore, tellement complet que, depuis plusieurs semaines, aucun aliment introduit dans l'estomac ne pouvait passer dans l'intestin. Il en était résulté une dilatation extrême de l'estomac, descendant au pubis, remplissant la cavité abdominale, et un danger de mort par inanition.

Depuis plus de quinze jours, tous les aliments, même liquides, étaient vomis aussitôt qu'ingérés par la bouche; seuls les lavements nutritifs étaient en partie conservés. Aussi, depuis trois mois, ce malade avait-il perdu 64 kilogrammes de son poids, c'est-à-dire plus du tiers de ce qu'il pesait à cette époque! De là, des souffrances horribles et un découragement tel que le patient voulait se suicider. Sur sa volonté bien arrêtée et sur celle de sa famille, on se décida à intervenir.

OPÉRATION. — L'opération fut pratiquée le 9 avril 1879.

Une incision de cinq travers de doigt fut faite au-dessus et au-dessous de l'ombilic, en passant un peu à gauche de ce dernier. On trouva plusieurs vaisseaux, artériels et veineux, assez dilatés pour nécessiter le pincement temporaire.

(1) *Ablation des tumeurs de l'estomac par la Gastrectomie.* — *Gaz. des hôp.*, 27 mai 1879, p. 473.

On pensa qu'il fallait chercher vers le bout supérieur de l'intestin grêle l'obstacle au cours des aliments; on attira un peu vers la ligne médiane la portion pylorique de l'estomac. Ces tractions, faites méthodiquement et doucement, permirent de constater la présence d'une tumeur organisée, dont le centre correspondait au pylore et dont les extrémités se perdaient dans l'estomac et sous le duodénum. Le péritoine était intact et lisse à ce niveau; il n'en était pas de même de la portion du mésocôlon qui en partait; au niveau du bord inférieur de la courbure gastro-duodénale, existait un prolongement de la tumeur composé de petits lobes irréguliers, qui semblaient faire saillie à travers les feuillets péritonéaux qui composaient le mésocôlon lui-même. Tandis que la tumeur gastro-duodénale était en forme de boudin, bien qu'un peu étalée du côté de l'estomac et mesurait 6 centimètres dans le sens transversal et 4 dans le sens vertical, celle du mésocôlon avait la forme aplatie et le volume d'un macaron de grosseur ordinaire. La surface péritonéale de la tumeur avait une blancheur insolite et était dépourvue de vaisseaux. A ce niveau, les parois du tube digestif étaient très épaissies et obstruaient complètement la lumière. On incisa alors l'estomac et le jéjunum au-dessus et au-dessous de la tumeur, en ayant soin de pincer préalablement les vaisseaux artériels et veineux situés dans son épaisseur. On enleva de même la portion d'épiploon malade, en s'éloignant le plus possible de la tumeur, sans cependant faire de perte de substance inutile. On rapprocha aussitôt par des points de suture à anses séparées les lèvres divisées de l'estomac et du duodénum, après avoir pris soin, autant que possible, d'adosser l'une à l'autre les lèvres renversées en dedans du feuillet péritonéal. Toutes les sutures furent faites avec le catgut. Pour les premières, le nœud fut tourné en dedans du côté de l'intestin; pour les dernières, qui furent les plus profondes, on comprit en même temps l'épiploon dans l'anse de la suture et les nœuds restèrent en dehors. Pendant tout ce temps, les aides maintenaient au dehors la portion du tube digestif sur laquelle il fallait opérer, et, pour empêcher les liquides altérés qui restaient encore dans l'estomac de passer dans le péritoine, on avait pris soin de ponctionner l'estomac, près de la perte de substance, avec un long trocart par lequel des pressions méthodiques et les nausées chloroformiques firent couler ces liquides, mélangés de débris d'aliments (tapioca, oseille), qui avait été ingérés plusieurs jours auparavant et qui n'étaient pas digérés. Aucune goutte de liquide étranger ne tomba dans le péritoine. — L'opération dura deux heures et demie.

*Suites.* — Pendant les deux jours qui suivirent, on donna exclusivement au malade des lavements nutritifs. A la fin du second jour, on lui fit prendre des aliments par l'estomac; il les prit avec plaisir et en conserva la plus grande partie. Il en fut de même le troisième jour. Cependant, quelques-uns de ces aliments furent vomis avec un peu de bile, indice du rétablissement de la communication de l'estomac avec les portions sous-jacentes du tube digestif. Pendant ces trois jours, le pouls resta faible, à 96. Vers la fin du troisième jour, il devint plus petit, plus fréquent (108-112). On fit alors, par la veine médiane céphalique droite, une transfusion de 50 grammes de sang. Immédiatement après, le pouls devint plus plein, mais aussi plus fréquent ; le malade reprit un peu de coloration et se sentit plus de forces. Le lendemain, le pouls était redevenu plus faible ; on fit une seconde transfusion de 30 grammes. Aussitôt, le pouls, qui était à 130, revint à 110 ; il était plein, régulier ; les forces et la gaîté avaient reparu ; de nouveaux aliments liquides furent pris par la bouche et le rectum.

Mais, dans la nuit du quatrième au cinquième jour, de nouveaux symptômes d'affaiblissement se manifestèrent, et, lorsque le lendemain matin, on se disposait à pratiquer une troisième transfusion, le malade succomba à la faiblesse et à l'inanition.

Il aurait été du plus haut intérêt de faire la *nécropsie* ; mais la famille s'y opposa d'une façon formelle.

2° En 1879 aussi, Guido Carazzani (1), pratiquant l'ablation d'une tumeur de la paroi abdominale, *réséqua une partie de l'estomac ;* il sutura les parties, maintenant la suture contre la paroi, et laissant une fistulette comme soupape de sûreté. — Le *malade guérit ;* mais la tumeur récidiva.

(1) Cité par Angelo Mangeri Romeo. *Loc. cit.*

Ce n'est là qu'une Gastrectomie spéciale, pour ainsi dire *secondaire*. Aussi ce *succès* n'eut-il qu'une portée assez restreinte en matière de pathologie stomacale.

1880. — Le 16 novembre de cette année, Rydygier (1) pratiqua la pylorectomie chez un homme de 64 ans, souffrant depuis deux ans, à la suite d'une péritonite, de douleurs de ventre continuelles. Il vomissait, et présentait, depuis quatre ou cinq semaines, des signes de *cancer de l'estomac*. On sentait, à un travers de doigt au-dessous de l'ombilic, une tumeur mobile et douloureuse à la pression. L'opération fut laborieuse; il se produisit une hémorragie épiploïque; 60 sutures de soie furent effectuées. L'opération dura quatre heures. Une injection hypodermique de deux seringues de teinture de camphre fut faite contre le collapsus; 10 gouttes de teinture d'opium et des lavements de peptone furent administrées. Le malade *mourut* à 4 heures du matin.

Il s'agissait d'un squirrhe du pylore, avec une sténose telle qu'on pouvait à peine y faire passer les branches d'une petite pince fermée.

⁂

1881. — En février 1881, Billroth (2) opère

(1) Thèse de Murrie, décembre 1883. — Obs. II, 1880.
(2) Thèse de Murrie, décembre 1883. — Obs. III.

une femme de 43 ans, qui, depuis cinq mois, présente les symptômes d'un *cancer de l'estomac* à marche rapide. La tumeur est mobile, de la grosseur d'une pomme ordinaire. Une incision transversale de 3 centimètres est faite au niveau de la tumeur; 50 sutures à la soie unirent le duodénum à l'estomac. La durée de l'opération est de une heure et demie.

Le premier jour, on donne à la malade de la glace par la bouche et des lavements de peptone et de vin; le dernier jour, une cuillerée à bouche de petit lait toutes les demi-heures. On pratique des injections de morphine. Cette femme ne succombe que trois mois après, par suite de cachexie due à un cancer colloïde récidivant, qui a envahi tout le péritoine. Le lambeau de l'estomac réséqué mesure 14 centimètres de long. La réunion des lignes de suture est parfaite; à la surface, on ne voit aucune cicatrice.

A Billroth appartient donc la *première Guérison opératoire* dans un cas de Gastrectomie pour *cancer de l'estomac.*

Le 2 mars 1881, Billroth (1) opère un autre carcinome médullaire, avec adhérence au pancréas. L'opération dure deux heures. La malade, femme de 38 ans, *meurt* douze heures après, dans le

(1) Murrie. — *Loc. cit.* — Obs. V.

collapsus. On avait réséqué un lambeau de 12 centimètres et fait 56 points de suture.

Dans le courant de la même année, Billroth (1) intervient encore chez une femme atteinte d'un *cancer au niveau de l'épigastre*. L'opération, qui dure 2 h. 45, est d'une difficulté exceptionnelle. Il s'agit d'un cancer médullaire, avec perforation en avant et adhérences intimes avec la paroi abdominale antérieure. La malade *succombe* deux jours après, par inanition. Le duodénum était rendu imperméable par une position vicieuse ; aussi Billroth avait-il dû pratiquer une *fistule duodénale* (*Duodénostomie*), qui ne produisit pas de résultats.

Nicolaysen (2) intervient, le 17 mars 1881, à l'hôpital de Christiania, chez une femme de 37 ans, qui, depuis neuf mois, souffre de sténose pylorique; la maigreur et la faiblesse étaient extrêmes. Quoique la tumeur soit mobile, l'opération est très laborieuse. Un liquide de couleur bilieuse refluant à l'ouverture du duodénum vient en contact avec la surface extérieure de l'intestin. Quinze heures après, l'opérée *meurt* par inanition.

Dans le courant du même mois, Bardenheuer (3) opère un homme atteint de cancer du pylore, qui

(1) Murrie. — *Loc. cit.* — Obs. IV.
(2) Murrie. — *Loc. cit.* — Obs. VI.
(3) Murrie. — *Loc. cit.* — Obs. VII.

a envahi la paroi antérieure de l'estomac et contracté des adhérences intimes avec le pancréas et le duodénum. Durée de l'opération : une heure. *Mort* 8 heures après, avec dyspnée et vomissements de sang.

En avril, Berns (1) a recours à une intervention chez une femme de 49 ans, malade depuis trois ans. Une tumeur est apparue depuis quatre mois au creux épigastrique ; il existe un rétrécissement du pylore, qui rend la situation grave. Une incision est faite de l'appendice xiphoïde à l'ombilic. Quoique qu'on ait constaté une grande mobilité de la tumeur pendant l'anesthésie chloroformique, il existe des adhérences intimes de l'estomac au *pancréas*. Ce dernier doit être *enlevé* avec le bistouri en plusieurs lambeaux, ainsi que deux ganglions dégénérés; on fait 100 points de suture (suture de Czerny).

C'est le premier cas, croyons-nous, de *résection partielle du pancréas*.

Le 27 mai 1881, Jurié (cité par Wölfler) (2) fait une pylorectomie pour cancer. La tumeur était très mobile. Mais le *pancréas* se trouve si adhérent au duodédum qu'on dut *exciser* aussi un fragment de cet organe. L'opération s'est terminée par la *mort* du patient.

(1) Murrie. — *Loc. cit.* — Obs. IX.
(2) *Société de Médecine de Vienne*, 27 mai 1881.

Dans le même mois, Tillmann (1) fait, sur un homme de 63 ans, une opération « extrêmement laborieuse ». Il enlève une tumeur du volume du poing, adhérant à la paroi abdominale antérieure, à l'épiploon, et aux circonvolutions intestinales. Le malade *meurt* dans le collapsus, trois heures après.

Le 21 juin, Czerny (2) pratique une résection du pylore chez un homme de 28 ans, qui fut présenté par Henck au Congrès de Wiesbaden.

Obs. — Ce malade était venu consulter Czerny pour une tumeur de l'épigastre. Quand on eut ouvert le ventre, le néoplasme apparut beaucoup plus grand qu'on ne croyait. Les sutures furent faites à la soie. L'opération dura deux heures et un quart. Pendant cinq jours, on nourrit le patient à l'aide d'aliments liquides et de lavements nutritifs. Au bout de cinq semaines, le malade avait augmenté de 11 livres et de 29 livres après quatre mois. Mais, en août, la cachexie apparut; et le patient mourut le 5 janvier 1882 : soit sept mois après l'opération, par suite de récidive. A l'autopsie, on trouva une infiltration cancéreuse de tout le péritoine, et, en outre, sur la ligne de suture gastro-intestinale, une infiltration de cancer colloïde récidivé sur place, avec rétrécissement notable du conduit à ce niveau.

(1) Murrie. — *Loc. cit.* — Obs. XII.

(2) Cité par Kuhl dans les *Archiv von Langenbeck*, en 1881, vol. XXVII, H. 4, p. 789.

Ce cas fait paraît être le *second* qui ait été suivi de *guérison opératoire* (après celui de Billroth); mais la *survie* fut de courte durée.

A la même époque (juin 1881), Krönlein (1) intervient chez une femme de 54 ans, présentant depuis cinq mois des symptômes gastriques; depuis huit semaines, il était apparu une tumeur du volume d'un œuf de pigeon. On pratique une incision *transversale :* point qui est à noter. La tumeur siège sur la portion horizontale du duodénum et le ligament gastro-hépatique; il est fait 25 points de suture. L'opération avait duré trois heures. Vingt-quatre heures après, la malade *mourut*, par suite de « shok » traumatique. A l'autopsie, on trouva une infiltration carcinomateuse du foie, des vaisseaux, et des ganglions voisins.

En juin aussi, Ledderhove (2) opère un homme de 33 ans, souffrant de douleurs gastriques depuis cinq mois. Depuis trois mois et demi, il est apparu, entre l'ombilic et l'appendice xiphoïde, une tumeur, dure et douloureuse, du volume d'un œuf de poule, très bosselée, très mobile dans tous les sens. Il est pratiqué une incision de 8 cent 1/2 sur la ligne blanche, coupée en son milieu par une incision *transversale* de 5 cent. 1/2 à droite.

(1) *Correspondenz-Blatt f. schweizer Aerzte*, 15 juillet 1882. — Murrie, *loc. cit.*, Obs. XIII.

(2) Murrie. — *Loc. cit.* — Obs. XV.

Le pylore dégénéré est soudé au *pancréas*, qu'on est obligé de *réséquer*. Il se produit une hémorragie, qu'on ne peut vaincre qu'à l'aide du thermocautère et de plusieurs ligatures en masse. L'opération avait duré cinq heures. Le patient *succomba* huit heures après.

Dans le courant de juillet 1881, Kilojewsky (1) intervient chez une femme, de 52 ans, en état de cachexie avancée. Il pratique une incision de 12 cent. 1/2, allant *transversalement* de droite à gauche à 4 centimètres au-dessous de l'ombilic, et aboutissant à la ligne blanche. « La tumeur est beaucoup plus volumineuse qu'on ne l'avait supposé ». L'opération dure quatre heures. Six heures après, la malade *meurt*.

En août de la même année, Weinlechner (2) enlève, chez un homme de 47 ans, très cachectique, une énorme tumeur, ayant contracté de tous côtés des adhérences avec l'épiploon, le pancréas, et le duodénum, dont on la sépare à l'aide du bistouri. On se sert du thermocautère pour dégager le foie. L'opération avait duré cinq heures. Le patient *meurt* cinq heures après.

Pour le 3 septembre, Czerny cite un cas de sa

(1) Murrie. — *Loc. cit.* — Obs. XVI.
(2) Murrie. — *Loc. cit.* — Obs. XVII.

propre pratique. Il indique qu'il y a eu *guérison* ; mais il ne fournit pas d'autres détails.

En octobre, Billroth (1) fait une pylorectomie chez une femme de 36 ans, souffrant de l'estomac depuis trois mois ; à l'exploration, on sent une petite tumeur du volume d'une noix, dure, mobile, fuyant sous les doigts. Une incision transversale de 14 centimètres, à deux travers de doigt au-dessus de l'ombilic, est pratiquée. On enlève trois ganglions dégénérés ; et on fait la pylorectomie. 26 points de suture réunissent les parties. L'opération dure une heure et demie. Il s'agissait d'un carcinome glandulaire. — *Deux mois après l'opération*, le poids de la malade a augmenté de 1.500 grammes.

Le même chirurgien (2) enlève, en novembre 1881, chez un homme de 44 ans, une tumeur adhérant intimement à la tête du pancréas. Pendant l'excision, du *suc pancréatique* s'écoule dans la cavité péritonéale. Le matin du troisième jour après l'intervention, le patient *succombe* avec des signes de péritonite localisée.

Dans le courant du même mois, Czerny opère un homme de 22 ans. La dilatation de l'estomac était telle que cet organe descendait jusqu'à la

(1) Murrie. — *Loc. cit.* — Obs. XIX.
(2) Murrie. — *Loc. cit.* — Obs. XVIII.

symphise publenne. A la région pylorique, on constate l'existence d'une tumeur cylindrique, assez dure, lisse, très mobile. Les accidents avaient débuté dix semaines auparavant. Le pylore est réséqué; il est fait 62 sutures. L'opération avait duré deux heures et demie. Un lambeau de 9 centimètres est réséqué. Le malade *guérit*. Quatre mois après, il a augmenté de 29 livres.

En novembre 1881 encore, Wölfler (1) intervient chez une femme de 52 ans, présentant, à la région épigastrique, une tumeur mobile en tous sens. Il fait une incision transversale partant de l'ombilic. Il n'existe pas d'adhérences; on résèque un lambeau de 12 centimètres. Pendant les neuf premiers jours qui suivent, la malade est nourrie de lait, d'œufs et de vin ; à partir du dixième jour, elle mange de la viande.

Un an après, cette femme se *porte à merveille*, et ne présente aucune trace de récidive.

En somme, en 1881, nous n'avons à enregistrer que *six guérisons* [Billroth, Czerny, Wölfler]; mais c'est déjà de très beaux résultats, dus évidemment à la personnalité des opérateurs.

L'année suivante en effet, on les imite un peu partout; mais on n'a que des décès.

(1) Murrie. — *Loc. cit.* — Obs. VIII.

## 2° *Faits cliniques anciens.*

1882. — En janvier 1882, Lauenstein (1) opère une femme de 34 ans, qui, depuis quatre mois, souffrait d'une tumeur pylorique ayant le volume du poing et faisant saillie dans la région ombilicale; il existait peu de mobilité transversale ; on ne constatait pas de signes de rétrécissement pylorique. L'incision faite passait par le milieu de la tumeur, le long de la ligne blanche. De grosses veines sillonnaient la tumeur, et des paquets ganglionnaires étaient accolés à son bord inférieur. L'opération dura cinq heures. Le morceau extirpé avait une longueur de 16 centimètres et pesait 300 grammes. « L'examen microscopique ne révéla pas d'éléments carcinomateux ». La malade *mourut* six jours après, avec un abcès circonscrit au niveau du côlon transverse et une péritonite généralisée, « due à une gangrène du côlon transverse », gangrène qui avait été causée par la section des artères gastro-épiploïques du méso-côlon transverse.

Peut-être dans ce cas ne s'agissait-il que d'une tuméfaction bénigne péri-pylorique?

En avril, Southam (2) donne ses soins à un homme de 43 ans, présentant, depuis quatre mois,

(1) Murrie. — *Loc. cit.* — Obs. XXIV.
(2) Kahn. — Th., février 1883. — Obs. XXII.

des signes d'obstruction du pylore, ne conservant aucun aliment solide, ayant du mélœna. Dans la région du pylore, on constate une tumeur grosse comme une orange, dure, un peu mamelonnée, mobile et douloureuse. Le 5 avril, on procède à la pylorectomie. Le sujet *succombe* quatorze heures après. On avait eu à faire à un squirrhe.

Pendant le même mois, Tillmanns (1) fait, chez un homme de 63 ans, une pylorectomie très laborieuse à cause des adhérences de la tumeur. La *mort* survient, trois heures après, dans le collapsus.

En mai, chez une femme de 63 ans, présentant des symptômes gastriques depuis six mois, amaigrie, ayant des vomissements fécaloïdes, Hahn (2) constate la présence d'une tumeur grosse comme le poing, sensible à la pression, dure, située à droite et au-dessus de l'ombilic : l'estomac est extrêmement dilaté ; la tumeur est mobile dans tous les sens. Suivant le grand axe de la tumeur, au-dessous de l'ombilic, on fait une incision transversale de 14 centimètres. On réunit le duodénum à l'estomac par des sutures de Lembert à la soie. Le septième jour, il survient des vomissements fécaloïdes ; le huitième, la malade *meurt* avec des signes de perforation.

(1) *Berlin. klin. Wochenschrift*, n° 94, avril 1882.
(2) Marrie. — *Loc. cit.* — Obs. XXII.

A l'autopsie, on trouve dans la cavité abdominale des matières fécaloïdes brunes et des gaz qui brûlent avec une flamme bleue. La *suture stomacale a cédé en avant*, où il s'est formé une ouverture béante.

Pendant le mois de mai également, Richter (1) opère un homme de 51 ans, malade depuis dix mois, porteur d'une tumeur du pylore, mobile, du volume d'une pomme. Il fait une incision transversale partant de la ligne blanche et se trouve en présence d'une tumeur « trois fois plus grosse qu'on ne l'avait supposé ». L'opération avait duré deux heures trois quarts. Le patient *meurt* dans le collapsus trois heures après.

En juin, Caselli (2) intervient chez une femme, souffrant d'un cancer du pylore avec dilatation de l'estomac. L'opération dure deux heures ; il est fait à peu près 50 sutures. La partie réséquée était de forme elliptique, mesurait 12 centimètres à la grande courbure, et 10 à la petite. La *mort* arrive sept heures après.

En septembre, Kohler (3) opère une femme de 65 ans, dont l'état général est assez mauvais, et qui souffre d'un cancer du pylore. L'opération

(1) Murrie. — *Loc. cit.* — Obs. XXVIII.
(2) Kahn. — *Loc. cit.* — Obs. XXVII.
(3) Murrie. — *Loc. cit.* — Obs. XXIX.

dure une heure ; on fait 40 points de suture. Au bout de six heures, cette femme *succombe* dans le collapsus.

A la même époque, Maurer (1) opère une femme de 53 ans, dans un état cachectique très prononcé. L'opération dure trois heures. La malade *meurt* au bout de quatre heures, dans le collapsus. Il s'agissait d'un cancer du pylore.

Le 15 octobre, Sydney Jones (2) intervient à Saint-Thomas Hospital, chez un homme de 57 ans, malade depuis le mois de mai, très émacié, souffrant de douleurs abdominales, ayant une inappétence absolue.

On constate l'existence d'une tumeur très mobile, paraissant se continuer avec le foie ; l'aorte communique des battements à la tumeur. On hésite entre un rein mobile, un anévrysme, une affection de la vésicule biliaire, etc. Le malade ne consent à l'opération que « lorsqu'il est moribond ».

On pratique une incision oblique de gauche à droite, commençant à un pouce à gauche de la ligne médiane, à quatre pouces au-dessous de l'appendice xiphoïde et ayant quatre pouces et demi de longueur. La tumeur adhère intimement

(1) *Arch. f. klin. Chir.*, XXX, p. 1, 1884.

(2) *The Lancet*, 28 octobre 1882. Opération annoncée, p. 720. — Histoire du malade, *The Lancet*, 25 novembre 1885, p. 889.

aux parties voisines ; elle est soudée à la tête du pancréas. On n'arrête les hémorragies qu'avec difficulté. L'opération dure trois heures et demie. La tumeur est réséquée, et on fait 52 sutures de Lembert à la soie. Le malade commence à entrer en collapsus au cours de l'opération, et, malgré les stimulants, *meurt* six heures après. Il s'agissait d'une forme squirrheuse, ayant envahi le pylore et les portions adjacentes de l'estomac et du duodénum.

En octobre 1882 également, Berns (1) enlève une tumeur du pylore chez un homme de 49 ans, qui *meurt* quatre heures et demie après l'opération.

Dans le courant de la même année, Gussenbauer (2), après avoir constaté l'existence d'une tumeur très mobile à l'exploration, trouve, une fois arrivé sur le pylore, une soudure solide de l'estomac au pancréas. L'opération est laborieuse. Le malade *meurt* dans le collapsus seize heures après.

En 1882 aussi, Langenbeck (3) fit une résection du pylore avec *excision du pancréas* adhérent. Le patient *mourut* peu de temps après l'opération.

(1) *Centr. f. d. med. Wiss.*, n° 21, 1882.
(2) Murrie. — *Loc. cit.* — Obs. XX.
(3) Murrie. — *Loc. cit.* — Obs. XXI.

Enfin, c'est aussi en 1882 que Conner (de Cincinnati) pratique, le premier, *l'ablation totale de l'estomac*.

L'observation, qu'on n'a pu retrouver, est citée en peu de mots par Hemmeter dans le *Medical Record* (1). L'estomac fut enlevé en entier chez une femme de 50 ans, atteinte d'un cancer de cet organe. Elle *mourut* pendant l'opération.

En somme, pas une seule guérison en 1882. Ce qui n'était guère encourageant.

*
* *

1883-1890. — De 1883 à 1890, les opérations se multiplient pourtant en Italie et en France, comme dans les pays de langue allemande et anglaise.

Parmi ces faits anciens, nous citerons de préférence les suivants.

1883. — En février 1883, Zamboni (2) résèque l'estomac chez un malade atteint de carcinome. La mort survient au septième jour, par péritonite suppurée.

(1) *Medical Record*, mars 1898, p. 409. — « *The first complete removal of the human stomack in America, probably also the first total gastrectomy in the world ; a contribution to the history of this subject* ».

(2) *Gaz. degli ospitali*, février 1883.

Dans le même mois, Mikulicz (1) intervient chez une femme, malade depuis cinq mois, ayant une tumeur pylorique assez mobile, du volume d'une orange. Au niveau de la tumeur, on fait une incision oblique et on résèque un morceau de 3 centimètres. Il s'agit d'un cancer colloïde. Quatre semaines après, la malade quitte l'hôpital, après avoir eu, du troisième au sixième jour, des accidents d'occlusion duodénale.

Dans le courant de la même année, Fort (2) intervient chez une malade atteinte de cancer de l'estomac. Mais, ignorant « ce que les chirurgiens allemands avaient déjà tenté souvent dans ce cas », l'opérateur, ayant reconnu, après l'incision, que la tumeur occupait une partie de l'estomac et du pylore, ne va pas plus loin, et referme la plaie abdominale, qui guérit en sept jours.

Quelques mois après, sur le désir de la malade, le chirurgien, ayant lu les observations de Billroth et autres, se décide à enlever la tumeur, qui adhère au pancréas, à la veine-porte, et aux autres organes du pédicule hépatique, ainsi qu'au côlon transverse. L'opération dure deux heures. La malade meurt sans avoir pu être réveillée.

Billroth signale, en 1883, un succès qu'il obtient

(1) Murrie. — *Loc. cit.* — Obs. XXX.
(2) *Gaz. des Hôpitaux*, 1883, n° 123.

par la pylorectomie. La malade quitte l'hôpital sept semaines après l'intervention.

Socin, Bardenheuer, Superno, Ruggi, après des interventions semblables, enregistrent la mort par hémorragie, péritonite ou épuisement.

Socin (1) opère, le 5 juillet, une femme de 43 ans, avec « bon résultat opératoire ».

Il en est de même de Kocher (2), de Mikulicz (3 et 4), de Heinecke (5).

Une malade de von Hacker (6) était en excellent état trois mois après l'opération.

1884. — En 1884, von Hacker (7) d'une part, et Rydygier (8) d'autre part, rapportent deux cas de pylorectomie pour cancer, chez une femme de 19 ans et chez une autre de 41 ans, suivis de guérison.

Rodolphe Winslow (9) perd un opéré après une gastrectomie qui avait duré trois heures.

(1) *Corresp. Bl. f. schweizer Aerzte*, décembre 1883.
(2) *Corresp. Bl. f. schweizer Aerzte*, décembre 1883.
(3) *Wiener med. Woch.*, n° 41, 1883.
(4) *XII<sup>e</sup> Congrès allemand de Chir.*, 1883.
(5) Cité par H. Schmid (de Berlin); in *Centralblatt f. Chirurgie*, 1883.
(6) *Centralbl. f. Chirurgie*, p. 852, 1883.
(7) *Soc. des méd. de Vienne*, mars 1884.
(8) Mémoire de 1885 : *Deutsche Zeitschrift für Chirurgie*, Bd. XXI.
(9) *Americ. journ. of med. sc.*, octobre 1884.

1885. — Lauenstein (1) et von Hacker (2) citent chacun un cas de pylorectomie, opéré avec succès. — Von Hacker donne des nouvelles satisfaisantes de sa première résection d'estomac, faite sur une femme il y a deux ans et deux mois. Cette malade est morte trois ans après l'opération, avec un rétrécissement cicatriciel du pylore.

Dans le courant de la même année, Kuester (3), Sands (4), J. Coats et E. Maylard (5), Spear (6), Bartolini (7) rapportent des insuccès après pylorectomie.

Mazzuchelli (8) cite une opération de gastroduodénectomie pour cancer (13 mai 1883). Le malade meurt onze heures après l'intervention.

1886. — En 1886, Petersen (9) rapporte un cas de mort subite, survenue chez une femme six semaines après une pylorectomie, sans qu'on pût se rendre compte de la cause du décès.

A la même époque, Socin (10) obtient un résul-

(1) *Soc. méd. de Hambourg*, février 1885.
(2) *Corresp. Bl. f. schweizer Aerzte*, 1er février 1886.
(3) *Berliner klin. Wochenschrift*, 12 janvier 1885.
(4) *New-York surg. Society*, 23 février 1885.
(5) *Brit. med. Journal*, p. 150, juillet 1885.
(6) *Americ. journ. of med. sc.*, avril 1885.
(7) Cité par Mazzucheli ; in *Annali univers. di med. e chir.*, vol. CCLVIII, p. 161 1885.
(8) Mazzuchelli. — *Loc. cit.*
(9) *XVIe Congrès des Chirurgiens allemands.*
(10) *Corresp. Bl. f. schweizer Aerzte*, 1er octobre 1886.

tat opératoire satisfaisant après pylorectomie pour cancer du pylore.

Carle (1) et Schede (2) publient chacun un cas de guérison.

Ratimoff (3) opère une femme de 57 ans. La tumeur siègeait surtout sur la grande courbure. Il extirpe 14 centimètres sur la grande courbure et 10 centimètres sur la petite. Pendant six jours, la malade est alimentée par le rectum; le vingt-deuxième jour, elle mange de la viande. Vingt-six mois après, elle va bien. Il s'agissait d'un squirrhe se transformant en encéphaloïde.

1887. — Dans le courant de 1887, H. Morris (4) et E. Kurry (5) firent chacun une résection du pylore pour cancer. Les deux malades succombèrent.

Schramm (6) public un cas de résection du pylore pour un carcinome de 8 centimètres de long. Deux mois après, l'opérée, femme de 58 ans, était en bonne santé.

Au mois d'avril, Iginio Tansini, chirurgien de l'hôpital Majeur de Lodi, fait une pylorectomie

(1) *Gazz. delle Cliniche*, 24 août 1886.
(2) *Soc. méd. de Hambourg*, 23 mars 1886.
(3) *Congrès des Médecins de Moscou et Saint-Pétersbourg*, 1886.
(4) *Lancet*, 22 janvier 1887.
(5) *Deutsche med. Woch.*, n° 50, p. 1088, 1887.
(6) *Centr. f. Chir.*, n° 12, 1887.

pour cancer (1) chez un homme de 65 ans, bien portant jusque-là. Le 22 septembre, il présente son malade, guéri sans trace de récidive, au Congrès médico-chirurgical de Pavie. Il s'agissait d'un adéno-carcinome.

1888. — Le 11 janvier de cette année, Péan opère une femme atteinte de cancer du pylore (2), qui, jusqu'à cette date, avait refusé toute intervention. Elle était, depuis cinq mois, dans un état avancé de cachexie. Elle exigea l'opération, dont les suites immédiates furent favorables. Mais, arrivée au dernier degré de l'affaiblissement, la malade s'éteint le quatrième jour, après avoir subi la pylorectomie.

Le 28 février, Péan (3) fait une pylorectomie chez un sujet alcoolique, très amaigri. Le début de la tumeur avait été reconnu il y avait onze mois. Depuis trois mois, il existait des vomissements incoercibles. Les douleurs étaient très violentes et le malade était en proie à l'inanition. Les suites immédiates sont excellentes. Le malade se lève le quatrième jour et reprend ses occupations le trentième. Mais, six mois après, il se produit une récidive, qui amène la mort onze mois après l'opération.

(1) *Gazzetta medica italiana-lombardia*, 1887, nos 40 et 41.
(2) A. Guinard. — *Traitement chirurgical du cancer de l'estomac*. Paris, Asselin et Houzeau, 1892, p. 51.
(3) A. Guinard. — *Loc. cit.*, p. 53.

Anderson et Buckanan (1) rapportent, à la même époque, un cas de mort rapide après pylorectomie.

Fischer, de Breslau (2), trouvant, au cours d'une laparotomie, un cancer occupant et ulcérant presque toute la partie antérieure de l'estomac, extirpe toute la partie malade. Peu après, le malade succombe à un cancer du foie.

En septembre 1888, Stelter (3) présente une malade, qui a subi, il y a quinze mois, une pylorectomie pour cancer du pylore; elle est en parfaite santé.

1889. — E. S. Perman (de Stockholm) (4), publie deux cas de pylorectomie suivis de mort, chez des femmes de 40 et 44 ans, pour cancer. Il attribue l'un des décès à l'anesthésie par l'éther.

Angerer (5), sur cinq pylorectomies pour cancer, a cinq cas de mort.

Carter et Rawdon (6) rapportent un cas de pylorectomie, suivi de guérison opératoire ; il s'agit d'un cancer pylorique.

Neuf mois après une pylorectomie, faite par E. S. Perman (7), l'état de l'estomac est bon ; mais

(1) *Glasgow med. chir. Soc.*, 24 février 1888.
(2) *Centralblatt. f. Chir.*, 1888.
(3) *Berlin. klin. Woch.*, p. 788, sept. 1888.
(4) A. Guinard. — *Loc. cit.*, p. 23.
(5) *XVIIIe Congrès allemand de Chirurgie*, 1889.
(6) *Lancet*, 13 avril 1889.
(7) A. Guinard. — *Loc. cit.*, p. 22.

il y a des noyaux de récidive dans la région claviculaire gauche.

Bergman présente à la Société de médecine de Berlin un malade opéré, depuis deux ans, pour cancer de l'estomac (1). Le 16 octobre 1889, ce malade succombait à un cancer en plaque, situé sur la petite courbure et dissimulé par le lobe gauche du foie. Il y avait donc eu *deux ans* de survie.

*
* *

1890-1900. — De 1890 à nos jours, c'est-à-dire dans la dernière période de seize années, qui vient de s'écouler, on a à enregistrer encore un plus grand nombre d'opérations. — Je cite surtout *ma première opération*, qui est du 14 septembre 1895, et qui fut suivie de *succès*.

1890. — William Stokes (2), Schmidt (3), Lücke (4), Rossander (de Stockholm) (5), fournissent des observations de pylorectomie, suivies de mort, dans l'intervalle de quelques heures à quelques jours après l'opération.

Lücke (6) a opéré des malades qui eurent une

(1) *Soc. de méd. de Berlin*, 1889.
(2) *Brit. med Journ.*, p. 997, 3 mai 1890.
(3) *Centralbl f. Chir.*, n° 14, 1890.
(4) A. Guinard. — *Loc. cit.*, p. 23.
(5) *Centralbl f. Chir.*, février 1890, p. 102.
(6) A. Guinard. — *Loc. cit.*, p. 23 et 24.

survie de trois, quatre, six, onze mois et demi et quatorze mois après l'intervention.

Czerny (1) rapporte un cas de guérison opératoire après l'ablation de la presque totalité de l'estomac.

Rowdon (de Liverpool) cite un cas de guérison opératoire après pylorectomie (2).

Rydygier (3) montre une pièce provenant d'un malade, qui a vécu deux ans et demi après une pylorectomie.

Wölfler soumet au Congrès des Chirurgiens allemands une pièce venant d'un malade qui a succombé *cinq ans* après la résection sans récidive locale (4).

Au début du mois de juin 1890, M. Reynier reçut dans son service de l'hôpital Tenon une femme de 49 ans, malade depuis trois ans, et présentant les symptômes de cancer du pylore (5). Le mardi 8 juillet 1890, on procède à l'intervention, qui consiste à réséquer le pylore et la première partie du duodénum; puis l'estomac est abouché à la deuxième portion. La malade, qui était extrêmement déprimée, meurt onze heures après l'opération, sans avoir vomi.

(1) *Congrès de Berlin*, 1890.
(2) *The Lancet*, 1890.
(3) *XVI^e Congrès des Chirurgiens allemands.*
(4) *XVI^e Congrès des Chirurgiens allemands.*
(5) A. Guinard. — *Loc. cit.*, p. 55.

1891. — M. Page (1) rapporte l'observation d'un malade, atteint de néoplasme développé au niveau de la grande courbure de l'estomac et ayant envahi la moitié de la périphérie de l'organe. Il résèque 17 centimètres de paroi sur 16 centimètres de large. Six mois après, le malade a augmenté de 18 kilos et demi.

Dans le cours de la même année, Kocher (2) fait deux pylorectomies pour cancer. Un des malades n'était pas mort au bout de deux ans. L'autre mourut de récidive, six mois après l'opération.

1892. — Doyen (3) publie trois observations de pylorectomie.

1° Chez un homme atteint de cancer du pylore, arrivé à la dernière période du mal, il extirpe la tumeur ; le duodénum et l'estomac sont directement abouchés, et réunis par une suture en raquette. Le malade meurt quarante-huit heures après.

2° L'opération de Billroth (anastomose entre le jéjunum et la face antérieure de l'estomac incisée

(1) *Société império-royale des médecins de Vienne*, 6 février 1891.

(2) Cité par Streit ; in *Deutsche Zeitschrift f. Chirurgie*, XXVII, p. 410.

(3) Observations de pylorectomie, *Bull. Acad. de Méd.*, Paris, 1892, 3e s., XXVII, 871-879. — *Arch. prov. de Chir.*, 1892, p. 36-44 (Voir *Fig.* 8, 9, 10, etc.).

verticalement près de la grande courbure) est pratiquée chez une femme de 33 ans, qui guérit.

3° Chez une femme de 39 ans, Doyen fait une gastrectomie très étendue, puisque, après l'extirpation du cancer, il ne restait plus que le grand cul-de-sac de l'estomac! La section commençait sur la petite courbure, tout près du cardia, et gagnait directement la grande courbure en unissant à angle droit le grand axe de l'organe. La fermeture de cette plaie réduisait la capacité de l'estomac à celle d'un tube de la dimension de l'intestin grêle. Au lieu de fermer complètement l'estomac pour y aboucher le jéjunum dans un point distant de la suture (opération de Billroth), Doyen laissa à l'extrémité inférieure de sa ligne de suture un orifice suffisant, qu'il réunit ensuite à une ouverture pratiquée sur le jéjunum; il n'y avait donc que deux sutures : une linéaire fermant le duodénum, et une raquette fermant l'estomac par sa partie rectiligne, et le soudant au jéjunum par sa partie annulaire ; la suture avait été refermée sur ce point. A la suite d'un purgatif malencontreux, les matières, rompant un petit point de nécrose, firent irruption dans le péritoine au neuvième jour.

En 1892 également, Jaboulay (1) rapporte deux

(1) *La gastro-entérostomie. La jéjuno-duodénostomie. La résection du pylore.* — *Arch. prov. de Chir.*, Paris, 1892, t. I, p. 22.

cas de pylorectomie : un chez un homme de 45 ans ; l'autre chez un homme de 50 ans, suivie de mort, au bout de deux jours, par péritonite. Il s'agissait de cancer.

A la même époque, Torock, chez une femme de 21 ans, portant une tumeur adhérente au péritoine et développée sur la grande courbure de l'estomac, résèque les deux tiers de l'estomac. La malade guérit (1).

Maydl (2) fit aussi une gastrectomie partielle, très étendue (la portion réséquée mesurait 7 pouces de long sur 7 de large), avec anastomose termino-terminale, suivie de guérison.

1893. — En 1893, P. Peugniez (3) publie l'observation d'un homme de 56 ans, malade depuis un an d'un cancer du pylore. M. Peugniez procède à la pylorectomie. Le douzième jour après l'opération, il se produit une récidive dans l'épiploon. Le 2 mai, on fait une laparotomie. Le sujet guérit.

1894. — Langenbuch pratique, le 1er juin 1894, un cas de résection de l'estomac, qu'il appelle « totale » (4), effectuée chez une femme de 58 ans,

(1) *Mercredi médical*, 1892, n° 30, p. 356.
(2) Mayd ; cité par Pages. *Wiener klin Woch.*, 1892.
(3) *Arch. prov. de Chir.*, Paris, 1894, III, 257-262.
(4) *Ueber zwei totale Magensectionen beim Menschen.* — *Deutsche med. Woch.*, Leipzig, 1894, p. 968.

présentant un carcinome étendu en plaque sur la face postérieure de l'estomac. Il enlève les 7/8 de l'organe, puis suture le pylore au cardia dilaté, faisant avec ce dernier une suture lambdoïde. L'estomac avait alors le volume d'un « œuf de poule ». Pour éviter que la suture ne manque en un point, Langenbuch fixa le pylore et le cardia dans la plaie abdominale, et plaça au-dessous de la suture deux lanières de gaze iodoformée disposée sur collerette. La malade fut présentée, complètement guérie, le 193e jour, à la *Société libre des Chirurgiens de Berlin.*

En réalité, ce n'est pas là une vraie *Gastrectomie totale*, mais une *subtotale* seulement.

Dans le courant de la même année, Langenbuch exécuta une seconde opération semblable (chez une femme de 56 ans. Pendant les tractions faites pour l'amener au dehors, l'estomac se déchira; on acheva cependant l'opération. Mais, le troisième jour, la suture ayant cédé en partie, le contenu de l'estomac s'échappa au dehors. Afin d'alimenter la malade, on introduisit une canule dans le duodénum à travers la fistule gastrique; mais, par suite de la résistance du pylore, la ligne de réunion de la paroi abdominale céda. Il en résulta une péritonite, qui emporta la malade le sixième jour.

En réalité, Langenbuch, on le voit, n'a pas fait,

dans ces deux cas, une véritable résection totale de l'estomac, mais bien une résection partielle très étendue. — Il en est de même pour Schuchardt (1) et Tricomi (2).

1895. — C'est le 3 février 1895 que Schuchardt fit l'opération à laquelle nous venons de faire allusion. Le malade ne mourut qu'à la fin d'octobre 1897.

L'intérêt de cette observation réside dans le fait de la « régénération de l'estomac » réséqué. La capacité du nouvel organe est de 500 grammes. A sa partie inférieure, le long de la grande courbure, s'insère un reste, aminci et étalé, du grand épiploon, dans lequel pénètrent trois gros vaisseaux. Il n'y a pas d'épiploon sur la tranche duodénale. La paroi de l'estomac mesure à peine un tiers de l'épaisseur normale.

Une portion du duodénum, longue d'environ 5 à 6 centimètres, s'est dilatée et a pris part à la formation de la nouvelle poche stomacale. Il n'y a *pas de trace de récidive au niveau du nouvel estomac*.

Le 4 mars 1895, chez une femme de 40 ans, qu'on croyait atteinte de cancer de l'estomac ayant

(1) *Arch. f. klin. Chir.*, 57, Bd. p. 454. — Cornu. *XXXVI*e *Congrès allemand de Chir.*, 1899

(2) *Revista de medicina y cirurgia practica*, mai et juin 1895, n° 602, p. 604 et 605.

envahi presque tout l'organe, José Ribera y Sans enlève presque tout l'organe, respectant seulement une languette saine du pylore. A dater du 4 mai, la malade supporte tous les aliments, n'a plus de douleurs, et vaque à ses travaux. L'examen histologique montra qu'il s'agissait d'une inflammation chronique avec prédominance de fibres conjonctives, sans éléments épithéliaux; en certains endroits, il existait des nodules inflammatoires abondants. Les lésions étaient déterminées par un ancien ulcère gastrique.

Le 10 mai, le même auteur pratique, chez une femme de 41 ans, une gastrectomie, qu'il appelle « totale », mais qui paraît n'être qu'une gastrectomie très étendue. La malade, qui présente un cancer épithélial, était dans un état très satisfaisant un mois après l'opération. La portion d'estomac enlevée mesurait 11 centimètres à la petite courbure et 15 à la grande courbure.

⁂

A mon tour, le 14 septembre 1895, j'ai fait moi-même *avec succès* ma première opération de pylorectomie (1).

(1) Communication à l'Académie de Médecine, 26 déc. 1897. — Voir aussi : Thèse de Canonne. [*loc. cit.* plus loin] et plus loin (OBSERVATIONS PERSONNELLES).

### Observation personnelle.

*Pylorectomie pour sténose cicatricielle du pylore. — Anastomose termino-terminale avec suture en raquette. — Guérison.*

Il s'agit d'une dame, âgée de 27 ans, qui avait ingéré 100 grammes environ d'un liquide caustique, probablement de l'acide chlorhydrique. Malgré les soins donnés, les vomissements, qui avaient tourmenté la malade après l'absorption de l'acide, reparurent trois mois après l'accident; ils se reproduisirent au moins vingt fois par jour. L'alimentation est presque nulle; les forces diminuent graduellement.

Au mois de septembre 1895, la malade est alitée, incapable de se lever, ni de se mouvoir, et réduite à un état de maigreur effrayant. Il existe une constipation presque absolue; l'abdomen est rétracté et excavé en bateau; dans la région hypogastrique, la paroi abdominale touche la colonne vertébrale. Le poids, qui était autrefois de 55 kilogrammes, est descendu à 33 kilogrammes. Dans de pareilles conditions, il n'est pas difficile de penser qu'il existe un obstacle à l'orifice pylorique, et qu'il est absolument urgent de l'aller lever, si nous ne voulons pas voir notre malade s'éteindre d'inanition.

L'*Opération* est pratiquée le 14 septembre 1895, à l'Hôtel-Dieu d'Angers. La paroi incisée sur la ligne médiane à l'épigastre et à la région ombilicale, l'estomac paraît aussitôt énormément dilaté, sa grande courbure très abaissée, le pylore manifestement plus élevé que le point le plus déclive de la grande courbure. Comme sa dilatation est impossible, je me décide à en faire la résection. Je prolongeai mon incision à travers le pylore; et, lorsque je fus arrivé au duodénum souple et normal, je fis sauter la virole cicatricielle à coups de ciseaux. J'enlevai une longueur d'environ deux travers de doigt. Je suturai alors, après avoir pris toutes les précautions pour éviter tout épanchement de matières dans le ventre. L'intervention avait duré une heure cinq minutes.

*Suite.* — Le 20 octobre, la malade quitta l'hôpital en excellente santé. Au bout d'un an, son poids était remonté aux environs de 50 kilogrammes. Sa santé était bonne; l'alimentation se faisait normalement ; elle était seulement obligée d'éviter la viande bouillie et certains légumes : choux, salades, etc..., qui étaient mal digérés.

1896. — Le 31 décembre de l'année 1896, Lindner (1) fait, chez une femme de 32 ans, une résection étendue de l'estomac avec gastro-entérostomie. Les *deux tiers de l'estomac* sont réséqués. La tumeur s'était développée sur le pylore. Le 12 octobre 1897, c'est-à-dire dix mois après, l'état de la malade était excellent : elle avait augmenté de poids, l'appétit était parfait, et les selles normales.

(1) Lindner. — *Erfahrungen über Magensectionen aus der chirurgichens Abtheilung des Augusta-Hospitals in Berlin ; Berl. klin. Woch.*, 1897, n° 45.

1897. — En 1897, Péan (1) enlève les deux tiers de l'estomac chez une femme de 56 ans, atteinte de cancer. Les résultats sont excellents.

Le 16 mars, Lindner (2) résèque l'estomac, et partiellement le foie avec le bistouri et le thermocautère, chez une femme qui souffre d'une tumeur, résultant de la perforation d'un ulcère. Les suites sont favorables.

Le 18 août (3), il fait une « résection presque totale de l'estomac » pour une tumeur carcinomateuse, ulcérée sur la paroi antérieure près du pylore. La malade, femme de 41 ans, guérit.

∴

*C'est en 1897, le 6 septembre, que la véritable première Résection totale de l'Estomac fut faite par l'assistant de Krönlein, Carl Schlatter (de Zurich)* (4). — Je crois devoir donner cette observation avec quelques détails, à cause de l'intérêt qu'elle présente.

GASTRECTOMIE TOTALE (*1er Cas*).

Anna L..., dévideuse de soie, n'accuse pas d'hérédité cancéreuse. Depuis son enfance, elle a toujours

(1) *Sur un cas de gastrectomie.* — *Bull. Acad. de Méd.*, 1897, p. 53.
(2) *Loc. cit.* — Obs. VIII du mémoire de Lindner.
(3) *Loc. cit.* — Obs. XI du mémoire de Lindner.
(4) Carl. Schlatter. — [*Ablation totale de l'estomac, pratiquée à la Clinique du professeur Krönlein, à Zurich*]. — *Beiträge zur klinischen Chirurgie*, Tubingen, 1897, t. XIX, p. 757.

souffert de l'estomac. Plus tard, elle eut très souvent des douleurs d'estomac et des vomissements. Depuis la Pentecôte de 1897, elle a vomi tous les jours. Il n'y avait jamais eu de sang dans ses vomissements; mais, en revanche, il y avait eu de la bile. Un médecin constata une tumeur sur le côté gauche de l'abdomen et conseilla le traitement à l'hôpital. La malade est très amaigrie.

Le 26 août 1897, je vis la malade pour la première fois à la Policlinique chirurgicale. En découvrant l'abdomen, j'aperçus tout de suite une saillie entre le rebord inférieur des fausses côtes gauches et l'ombilic. A la palpation, à travers la paroi abdominale extraordinairement relâchée, on pouvait trouver dans la région de l'estomac une tumeur dure, allongée, ovalaire, du volume de deux poings, et qui était remarquablement mobile. La malade paraît extrêmement amaigrie; elle dit qu'elle vomit tout de suite tout aliment, même le lait, et désire par dessus tout être opérée. Je craignais de ne pouvoir, à cause du volume de la tumeur, ni pratiquer une résection de l'estomac, ni trouver une partie saine dans la paroi gastrique pour pratiquer une gastro-entérostomie; et je mis la malade en observation. La réaction de l'iodure de potassium dans la salive se manifestait au bout de six minutes. L'analyse du suc gastrique ne montra aucune trace d'acide chlorhydrique libre.

Opération. — Le 6 septembre, en remplacement du Pr Krönlein, je pratiquai la laparotomie exploratrice, pour prendre des renseignements certains sur la tumeur et voir s'il était possible de pratiquer la résection ou la gastro-entérostomie. Sous l'anesthésie à l'éther-morphine, après la plus stricte asepsie, j'ouvris la cavité abdominale par une incision sur la ligne blanche, s'étendant de l'appendice xiphoïde à l'ombilic. Comme je l'avais craint à la suite de mon examen préopératoire, tout l'estomac, jusque et y compris le cardia, était transformé en une tumeur dure, régulière, encore bien mobile, qui se laissa attirer au dehors de la cavité abdominale. Vers la grande courbure, contre le pylore, trois petits ganglions faciles à reconnaître. Je ne pouvais pas pratiquer une gastro-entérostomie, parce que, sur toute l'étendue de l'estomac, il n'y avait plus aucun point de sain. Il ne me restait pas autre chose à faire qu'à pratiquer une résection totale ou bien, à cause de l'imperméabilité de l'estomac, à recourir à la jéjunostomie.

Après avoir réfléchi, je préférai la première opération. Après protection de la cavité abdominale à l'aide de compresses stérilisées, j'isolai l'estomac vers la grande et la petite courbure, par pincement du grand et du petit épiploon, avec des pinces de Péan, et ligature à la soie des parties pincées; puis je le tirai fortement en bas pour me ménager un passage dans l'œsophage. La main d'un assistant attire en haut la lèvre gauche de la plaie qui couvrait le champ opératoire. Ainsi pûmes-nous placer assez haut sur l'œsophage un compresseur de Wölfler. Avec peine, je plaçai une pince à la limite cardiaque de la tumeur; et je détachai l'estomac immédiatement à son point d'union avec l'œsophage. La coupe était quelque peu oblique ; aussi trouvai-je avantageux de rétrécir l'ouverture de l'œsophage par une petite suture d'occlusion. Je procédai absolument de même pour le pylore. Le duodénum fut aussi loin que possible détaché de la tête du pancréas, et entre un « compresseur pour duodénum », placé aussi loin que possible, et un « compresseur pour tumeur », également placé sur le duodénum, l'estomac fut enlevé avec le pylore.

Les ganglions furent facilement disséqués. La lumière du duodénum fut, comme auparavant celle de l'œsophage, nettoyée avec un tampon de gaze iodoformée. Un large pont du tractus intestinal fut ainsi enlevé. Je cherchai à attirer le bout duodénal vers la terminaison de l'œsophage ; ce n'est qu'avec la plus grande peine que je ramenai ces organes au contact.

Nous dûmes donc renoncer à une union directe de deux orifices. J'invaginai les lèvres du duodénum et je fermai l'ouverture par une double suture. A partir de l'angle duodéno-jéjunal, je suivis l'intestin grêle en bas sur une longueur de 30 centimètres environ, j'attirai cette partie, et la plaçai par dessus le côlon transverse vers la lumière de l'œsophage.

A l'aide du compresseur de Wölfler, une anse d'intestin grêle de 10 centimètres environ fut pincée à ses extrémités ; l'intestin fut fixé au lambeau œsophagien à l'aide d'une suture séreuse, incisée ensuite selon son grand axe sur une longueur de 1 centimètre et demi, et la muqueuse de la portion œsophagienne réunie à la muqueuse de l'intestin sur tout le pourtour de l'orifice par une suture à la soie circulaire et continue. Au-dessus de la suture séreuse, fut placée une suture musculo-séreuse et par-dessus le tout on disposa des points de Lembert à la soie.

Les compresseurs placés sur l'intestin, de même que le compresseur de l'extrémité œsophagienne (qui était resté en place pendant plus de deux heures), furent enlevés. La portion suturée après réintégration dans l'abdomen remonta en haut d'une façon considérable vers l'orifice œsophagien du diaphragme. La paroi abdominale fut fermée par un surjet péritonéal à la soie et des points séparés à la soie sur les aponévroses et la peau. L'anesthésie fut cessée (230 cent. cubes d'éther).

Après l'opération, pouls régulier, bien plein, 96 à la minute.

*Pièce.* — L'estomac réséqué offre sur la grande courbure une longueur de 28 centimètres; sur la petite 20 centimètres; la plus grande distance entre les deux courbures est de 10 centimètres. La cavité de l'estomac est si considérablement rétrécie que c'est avec peine que des deux côtés on peut y introduire l'index. Pour avoir sur l'étendue de la résection un avis inattaquable, je prélevai aux deux extrémités de l'estomac enlevé de petits morceaux que j'envoyai à l'Institut pathologique pour les examiner.

Et M. le P[r] Rippert m'adressa cette réponse : *Le morceau de cardia en question est de l'œsophage; l'autre est du duodénum.* Le diagnostic anatomique d'un morceau pris sur la tumeur de l'estomac fut : *Carcinome glandulaire à petites alvéoles.* Les ganglions enlevés ne sont pas carcinomateux.

*Suites.* — Dès l'après-midi du 7 septembre, la malade put supporter un peu de thé et de lait par la bouche. Le 9, elle prend comme nourriture : lait, œuf, bouillon, vin, absorbés toutes les deux heures et à petites doses; on y ajouta de la pepsine et de l'acide chlorhydrique à titre d'essai. Le 13, on enlève les sutures; la plaie s'est réunie par première intention. La malade prend un peu de viande râpée. Peu à peu, on augmente la quantité de nourriture. Quoiqu'il y ait, à deux reprises différentes, des vomissements, la guérison s'établit. *Au bout de deux mois, l'opérée avait augmenté de 4 kil. 400.*

Sept mois après l'opération, elle est absolument bien portante. Elle a engraissé de 6 kil. 500 (1).

C'est bien là le premier fait de Gastrectomie totale, et, qui plus est, suivi d'un *succès indiscutable.*

∴

A la date du 31 août 1897, Hartmann opère, à l'hôpital Bichat, dans le service du P[r] Terrier, une femme de 47 ans, atteinte de cancer du pylore (2). Le début de l'affection remontait à six mois. M. Hartmann résèque le pylore et fait une gastro-duodénostomie. Le 25 septembre, la malade pesait 44 kilogr.; elle en pesait 50 le 19 novembre suivant. En février 1899, la santé géné-

(1) Krönlein. — *Ueber die bisherigen Erfahrungen bei der radicalen Operation des Magencarcinomen.* — *Arch. für klin. Chirurgie*, Berlin, 1898, t. LVII, p. 449.

(2) F. Terrier et H. Hartmann. — *Chirurgie de l'Estomac.* Paris, 1899, p. 250.

rale est toujours parfaite et les digestions se font régulièrement.

Le 27 septembre, Lindner (1) fait une résection très étendue de l'estomac, chez une femme de 55 ans, pour un carcinome ulcéré situé sur la grande courbure. Deux jours après, l'opérée meurt de péritonite suppurée.

Enfin, le 12 octobre 1897, Hartmann (2) opère par la gastrectomie une femme présentant un épithélioma stomacal. Il résèque la partie moyenne de l'estomac. En février 1899, la malade, qui, depuis cinq ans, a repris son métier de sage-femme, jouit d'une santé parfaite.

1898. — Dans le courant de l'année 1898, M. Ch. Périer (3) publie une observation de *résection annulaire* de l'estomac, qu'il fit pour néoplasme, chez une femme de 53 ans. La guérison fut complète.

De son côté, Hartmann pratique six pylorectomies. L'une le 19 janvier (4), avec gastro-duodénostomie, et il y a guérison opératoire; mais une récidive avec généralisation dans le foie entraîne le décès en août 1898. — Le second malade, opéré le 30 mai dans un état cachectique, et chez lequel on fit une gastro-duodénostomie, mourut de choc

(1) Lindner. — *Loc. cit.*, Obs. XII, p. 280.
(2) Terrier et Hartmann. — *Loc. cit.*
(3) *Gaz. hebd. de méd. et de chir. de Paris*, 1898, nov. 20, n° 90.
(4) Terrier et Hartmann. — *Loc. cit.*, p. 253.

le jour même de l'intervention (1), le 30 mai.

Dans le troisième cas, également chez un malade cachectique, il y eut mort par septicémie péritonéale. On avait eu recours, ici aussi, à la gastro-duodénostomie (2) 1er juin.

La quatrième observation se rapporte à une femme de 41 ans. Hartmann fit la pylorectomie avec gastro-entérostomie le 13 juin. La guérison opératoire fut parfaite. Mais, à dater des derniers jours de septembre, la récidive était évidente; et la malade succomba le 2 décembre (3).

Un cinquième sujet, âgé de 39 ans, subit la pylorectomie suivie de gastro-entérostomie, le 21 juin. On avait diagnostiqué, à l'examen fait avant l'intervention, un carcinome. L'examen histologique fit plutôt croire à l'existence d'un polyadénome. Le malade guérit; le 12 février 1899, « il était florissant » (4).

La sixième pylorectomie, avec gastro-duodénostomie, fut effectuée le 6 décembre, chez un homme de 39 ans, atteint d'épithélioma atypique. En janvier, le malade « était métamorphosé » (5).

Le 19 septembre, M. Hartmann fit encore une gastrectomie étendue, chez un homme âgé

(1) Terrier et Hartmann. — *Loc. cit.*, p. 258.
(2) Terrier et Hartmann. — *Loc. cit.*, p. 259.
(3) Terrier et Hartmann. — *Loc. cit.*, p. 266.
(4) Terrier et Hartmann. — *Loc. cit.*, p. 268.
(5) Terrier et Hartmann. — *Loc. cit.*, p. 261.

de 55 ans, pour un carcinome alvéolaire typique. Il invagina l'angle inférieur de ce qui restait d'estomac dans une incision faite au jéjunum. L'opéré mourut, le lendemain, par arythmie cardiaque (1).

Ch. Brooks Brigham (2) exécuta, le 24 février 1898, la seconde *ablation complète de l'estomac*, chez une femme de 66 ans, atteinte d'adénocarcinome. A l'ouverture du péritoine, on vit qu'une masse dure occupait l'extrémité pylorique de l'estomac s'étendant au-dessus, à la moitié de sa surface, et envahissant ses parois ; la tumeur gagnerait la face inférieure de l'estomac jusqu'au-delà de la ligne médiane. Il fut décidé d'enlever l'estomac tout entier. L'opération dura deux heures et quart. Brooks Brigham fit une *anastomose œsophago-duodénale*, sans suture de renforcement, à l'aide du bouton de Murphy.

Le 14 avril, l'opérée se portait très bien ; elle pesait 122 livres.

C'est le second cas, avec un *second succès* : ce qui prouve que cette opération n'est pas aussi grave en réalité qu'on aurait pu le croire tout d'abord !

***

Pendant l'année 1898, j'ai eu moi-même à pra-

(1) Terrier et Hartmann. — *Loc. cit.*, p. 275.
(2) *Boston medical and surgical Journal*, 5 mai 1898, vol. CXXXVIII, n° 18, p. 415.

tiquer plusieurs interventions sur l'estomac. Trois ont été publiées par mon élève Canonne dans sa thèse ; l'une est encore inédite.

1° Observation. — Le 28 février 1898, j'ai reçu, à l'Hôtel-Dieu d'Angers, une femme âgée de 32 ans, présentant les signes d'une tumeur maligne de la région pylorique. La palpation de la région épigastrique révélait une tumeur allongée, dure, de 4 à 5 centimètres de largeur, longue de 10 à 13 centimètres, qui partait de l'ombilic pour se perdre sous les fausses côtes droites, au niveau de leur insertion avec les cartilages costaux. Le 3 mars, je fis une résection pylorogastrique ; et, pour rétablir la continuité interrompue du tube digestif, je pratiquai, d'après le procédé de Roux, une gastro-entérostomie en Y. La malade guérit (1).

2° Observation. — Le 15 novembre, je fis une gastrectomie partielle chez un homme de 35 ans, porteur d'un néoplasme de la région pylorique très haut placé, caché sous les fausses côtes, et ayant envahi tout le pylore et une partie de la petite courbure. Le duodénum qui présente des lésions est détaché du pancréas auquel il adhère. Les parties malades sont disséquées, et on les enlève.

On procède ensuite à la gastro-entérostomie postérieure. Le malade quitte l'hôpital un mois après. Mais, le 1er avril, il rentre dans le service, où il meurt le 15 mai 1899. — A l'autopsie, on constate qu'aucune

(1) *Société de Chirurgie*, 1898, p. 282.

récidive ne s'est produite dans l'estomac. Mais le foie est très augmenté de volume. A la coupe, on constate la présence, au niveau du lobe droit, de nombreux nodules jaunâtres (1).

3° OBSERVATION (2). — Le 1er décembre, chez une femme de 45 ans, atteinte, elle aussi de cancer, je fis une résection pyloro-gastrique avec anastomose termino-latérale sur la face postérieure de l'estomac (Procédé de Kocher). Mais cette femme, déj très affaiblie, mourut le 10 décembre (3).

Le 31 mai 1898, Richardson (de Boston) (4) fait la troisième *Gastrectomie totale* connue, et suivie de succès.

Noble ayant exécuté une ablation de l'estomac pour cancer, le malade succombe rapidement (5).

1899. — En 1899, le 19 janvier, Hartmann fait une pylorectomie suivie de gastro-entérostomie chez une femme de 23 ans. La malade est morte cinq heures après. Il s'agissait d'un cancer. Le décès a été causé par choc et hémorragie (6).

Chez deux autres malades, au contraire, dont

(1) Albert Canonne. — *Etude des procédés opératoires pour rétablir la continuité du tube digestif après la gastrectomie partielle.* — Th. Paris, 1899, Obs. I.

(2) Th. Albert Canonne, Paris, 1899.

(3) Voir plus loin (OBSERVATIONS PERSONNELLES) le texte complet de ces opérations.

(4) Richardson. — *A successful gastrectomy for cancer of the stomach.* — *Boston medical and surgic. Journal*, 1898, n° 15, p. 381.

(5) *New-York med. Journ.*, 23 septembre 1898.

(6) Terrier et Hartmann. — *Loc. cit.*, p. 273.

l'un était dans un état cachectique, il a obtenu deux guérisons (1).

Les 28 mars et 16 avril, Poirier (2) montra à la Société de Chirurgie un estomac qu'il avait enlevé presque en entier; il n'avait laissé que le cul-de-sac gauche et la première portion du duodénum. Cet organe était le siège d'un cancer. Le malade, homme de 36 ans, quitta l'hôpital le quinzième jour, parfaitement guéri de son opération, et faisant quatre petits repas.

A la même Société, Ricard présenta, le 14 juin, une malade, à laquelle il avait fait la *résection totale* de l'estomac et d'une grande partie du *pancréas* pour un cancer infiltré de la partie postérieure de l'estomac, avec larges adhérences en arrière du tissu de la glande pancréatique (3).

En 1899 également, Gallet (4) fit la *gastrectomie totale*, réséqua l'arc tout entier du côlon transverse, ainsi qu'une portion de la tête du *pancréas*, chez une femme de 59 ans. L'opération eut lieu en septembre. Le 5 mars 1900, cette femme, qui avait été atteinte d'épithéliome, était en bonne santé.

(1) Hartmann. — *Bull. et Mém. Soc. Chir.*, 1899, p. 38 et 565.

(2) *Bull. Soc. Chir.*, t. XXV, n° 12. Séances du 28 mars et 16 avril 1899.

(3) *Bull. Soc. Chir.*, t. XXV, n° 23. Séance du 14 juin 1899.

(4) *Soc. roy. des sc. méd. et anat. de Bruxelles*, 58e année, p. 52.

M. J. L. Faure signale, de son côté, une guérison, chez une femme atteinte de cancer dans l'estomac, et à laquelle il avait enlevé la plus grande partie de cet organe (1).

Pantaloni obtint un succès dans une gastrectomie partielle annulaire typique, faite pour un carcinome du corps de l'estomac n'intéressant pas le pylore (2).

Cette même année, Lidner, Bardeleben publient d'importants mémoires et Meydl décrit ses 25 premières opérations.

J'ai eu, moi-même, au cours de l'année 1899, à intervenir sept fois pour des cas de cancer; mais 4 de ces observations seulement ont jusqu'ici été publiées dans la thèse de mon élève Canonne.

Observations. — 1° Le 7 janvier, je pratiquai une résection pyloro-gastrique pour tumeur, avec anastomose latérale suivant le procédé de gastro-entérostomie postérieure de von Hacker. Le malade, âgé de 66 ans, guérit.

2° J'obtins également un résultat satisfaisant chez une dame atteinte de cancer du pylore, chez laquelle je fis une pylorectomie avec gastro-entérostomie postérieure.

3° Une troisième malade, atteinte de tumeur du py-

(1) *Bull. Soc. Chirurgie*, t. XXV, n° 17. Séance du 30 mai 1899 (Rapport par M. Tuffier).

(2) *Chirurgie de l'Estomac*. — *Archives provinciales de Chirurgie*, 1899, p. 589-624.

lore étendue à la petite courbure, subit une pylorectomie, et trois mois après était en état d'exercer son métier de blanchisseuse.

4° Chez une autre femme de 45 ans, je fis, pour un cancer, la résection pyloro-gastrique avec anastomose latérale; et je pratiquai la gastro-entérostomie antérieure. Après trois semaines de régime à l'hôpital, la malade sortit très affaiblie (1).

Voir plus loin mes autres observations [OBSERVATIONS PERSONNELLES].

∴

3° *Faits cliniques récents* (1900-1905).

De 1900 à 1904, les cas de résection, partielle (Thomson) (2), etc., ou totale, de l'estomac se multiplient. — On peut dire qu'actuellement la gastrectomie est entrée dans les habitudes chirurgicales.

Ribéra (3), Carvalho (4), Weiss (5), font, en 1900, des ablations subtotales de l'estomac, et obtiennent une proportion considérable de succès. — Bœckel (6) (de Strasbourg), après une ré-

(1) Th. Canonne. — *Loc. cit.*

(2) Thomson (A.). — *Tr. med. Chir. Soc.*, Edit. 1904, n° 5, XXIII, p. 73.

(3) Bœckel. — *De l'ablation de l'estomac*. Paris, 1903. — In Rauer, p. 164, 165 et 166.

(4) D. Viera de Carvalho. — *A case of total gastrectomy*. — *Lancet*, 15 septembre 1900, p. 798.

(5) Bœckel. — *Loc. cit.* — Tallemen, p. 162-163.

(6) Bœckel. — *Loc., cit.* p. 158.

section subtotale chez une femme de 38 ans, cancéreuse, obtient une survie de sept mois.

Bardeleben (1), Pauchet (d'Amiens) (2), Harvie (3), font aussi, en 1900, des *résections totales* suivies de guérison.

Les mêmes opérations sont exécutées à la suite, par Krause (4), J. Bœckel (5), Gross (6), Vautrin (7), Winslow Anderson (8), Von Enyeler (9), Poncet (10), F. T. Paul (11), M. Meyer (12), Jaboulay (13), etc., etc.

On trouvera l'énumération des observations plus récentes dans la belle thèse de René Leriche (de Lyon) (1906). Nous ne pouvons les énumérer, car elles sont trop nombreuses.

(1) *Zur Kasuistik den totalen Magenextirpation* (Œsophago-entérostomie). — *Deutsche med. Wochensch.*, 1901, n° 15, 11 avril.

(2) *Cancer en nappe de l'estomac. Résection totale. Abouchement termino-terminal du duodénum et de l'œsophage.* — *Société de Chirurgie*, 20 juin 1900.

(3) *Un cas de gastrectomie totale pour cancer suivi de guérison.* — *Annals of surgery*, f. XIIIC, 1900, p. 344. — *Journ. de Chirurgie*, Bruxelles, 1901, 1° année, n° 2, p. 105.

(4) *Résection totale de l'estomac.* — *Soc. de méd. de Berlin*, 4 mars 1901.

(5) Bœckel. — *Loc. cit.*, p. 7, 74, 77, 79, 81.

(6) Bœckel. — *Loc. cit.*, p. 162-163.

(7) Bœckel. — *Loc. cit.*, p. 162-163.

(8) *Pacific M. J.*, San Francisco, 1903, XLVI, 263-270.

(9) *Gastrectomie totale.* — *J. de méd. de Bruxelles*, 1904, IX, 131.

(10) *Pylorectomie; guérison.* — *Lyon médical*, 1904.

(11) *Trois cas de pylorectomie.* — *Liverpool med. chir. J.*, 1904, XXIV, 52-57.

(12) *Résection de l'estomac.* — *Ann. Surg.*, Phila., 1904, XXXIV, 995, 997, 999.

(13) Jaboulay. — *Lyon médical*, 1905, CIV, 337-340.

*
* *

II. Histoire locale.— France (*Ecole française*). — A cette école revient l'honneur de la première *Gastrectomie*, puisque c'est Péan, qui, en 1879, pratiqua pour la première fois une Pylorectomie.

Autriche (*Ecole allemande*). — Billroth, le premier, obtint une *guérison* après gastrectomie; et c'est l'école allemande qui, dès le début, a marché le plus résolument dans la nouvelle voie ouverte à la chirurgie avec Billroth, Rydygier, Czerny, Wölfler, etc. Dans les divers journaux (Arch. f. kl. Chir., Corresp. Blatt. f. schweizer Aerzte, Berl. Klin. Wochenschrift), dans les Sociétés savantes (Société des médecins de Vienne, etc.), paraissent, dès 1880, des observations des plus intéressantes. Billroth, Wölfler, Kocher, imaginent et décrivent des *procédés* d'anastomose, pour rétablir, après intervention, la continuité du tube digestif.

C'est un chirurgien de Zurich, Schlatter, qui exécute la véritable première *Résection totale* de l'estomac.

Italie (*Ecole italienne*). — Si, en 1865, Ruggero Torelli, réséqua une partie de l'estomac étranglée dans la plaie après une lésion traumatique, c'est Caselli qui paraît avoir pratiqué la première intervention sur l'estomac pour une tumeur de cet organe, en 1882. En 1887, Zamboni fit une résection de l'estomac. D'autres cas sont dus à Mazzuchelli, à Tricomi, etc.

États-Unis et Angleterre (*École anglaise*). — Hemmeter attribue à Connor (de Cincinnati) la première *ablation totale* de l'estomac; mais il ne corrobore son affirmation par aucune observation de l'auteur. Ce n'est que plus tard que la gastrectomie paraît être entrée définitivement dans les mœurs chirurgicales de l'Amérique avec Rudolph Winslow (1884), Sands (1885), Richardson. En 1898, Ch. Brooks Brigham exécutait la deuxième ablation totale de l'estomac.

En Angleterre, dès 1882, Sydney Jones faisait une large résection de l'estomac.

D'autres nations, comme la Norvège, avec Nicolaysen, marchaient dans la voie ouverte par les Péan et les Billroth. Dès 1884, à Christiania, Nicolaysen opérait par la pylorectomie une femme atteinte de cancer.

III. Bibliographie. — 1° Statistiques générales. — La première statistique générale est celle d'Haberkant (1), qui porte sur 239 pylorectomies, en deux séries, chaque série comprenant une période de 7 années : 1° de 1881 à 1887; 2° de 1888 à 1894.

En 1898, Urbain Guinard (2) réunit dans son

(1) *Arch. f. klin. Chir.*, Berlin, 1896, t. LI, p. 486 et 861.

(2) *La cure chirurgicale du cancer de l'estomac*. — Th. Paris, 1897-1898, n° 484.

excellente thèse 291 résections pyloro-gastriques, effectuées dans les sept ou huit dernières années.

J. Bœckel (1), en 1903, donne une statistique portant sur quarante-huit cas de gastrectomie, dus à divers chirurgiens.

Czerny (2), Krönlein (3), Carle (4), Mikulicz (5), Kocher (6), Terrier et Hartmann (7), ont fourni des statistiques personnelles fort intéressantes.

2° Travaux d'ensemble. — a) *Articles*. — A la suite de la première pylorectomie, qui fut pratiquée par lui, Péan publia son travail « sur l'ablation des tumeurs de l'estomac par la gastrectomie » (8).

En France, en 1891, M. Jonesco (9) faisait

(1) *De l'ablation de l'estomac* (ablation totale et subtotale). — Alcan, 1903.

(2) Statistique de Czerny, publiée par Steudel : *Die neueren Magenoperationen in der Czerny'schen Klinik und die bisherigen Dauerfolge*. — *Arch. f. klin. Chir.*, Berlin, 1897, t. LVII, p. 459.

(3) *Ueber die bisherigen Erfahrungen bei der radicalem Operationem des Magencarcinomes*. — *Ibid.*, p. 449.

(4) Carle et Fantino. — *Beitrag zur Pathologie und Therapie des Magens*. — *Arch. f. klin. Chir.*, Berlin, 1898, t. LVI, p. 1 et 217.

(5) Mikulicz. — *Bericht über hundert drei Operationem am Magen*. — *Arch. f. klin. Chir.*, Berlin, 1896, t. LI, p. 9.

(6) Kocher. — *Zur Magenchirurgie bei Carcinome*. — *Corresp. Blatt f. schweizer Aertze*, Basel, 1898, n° 20.

(7) Terrier et Hartmann. — *Chirurgie de l'estomac*. Paris, Steinheil, 1899.

(8) *Loc. cit.*

(9) *Technique opératoire des gastrectomies pour cancer*. — *Gaz. des Hôp.* 1882, p. 36.

paraître un article sur la « Technique opératoire des gastrectomies pour cancer ».

M. Doyen, l'année suivante, insérait, dans les *Archives provinciales de Chirurgie* (1), son importante et sensationnelle « contribution à l'étude de la chirurgie de l'estomac et de l'intestin ».

Depuis cette époque, les mémoires abondent.

b) *Volumes.* — C'est en 1899 que paraît, en France, le premier grand travail d'ensemble, dans la « Chirurgie de l'estomac » de MM. Terrier et Hartmann (2).

Deux ans après, M. Hartmann publiait sa « Chirurgie gastro-intestinale » (3).

Enfin, J. Bœckel (4), de Strasbourg, écrivait, en 1903, sa monographie sur « l'ablation de l'estomac ».

Il faut citer aussi le travail d'Aimé Guinard (5) et les thèses de Nephtali Kahn (6), de Dukau (7), d'Urbain Guinard (8), et de mon élève

(1) *Contribution à l'étude de la chirurgie de l'estomac et de l'intestin.* — *Arch. prov. de Chir.*, 1892, p. 23.

(2) *Chirurgie de l'estomac.* Steinheil, Paris, 1899.

(3) *Chirurgie gastro-intestinale.* Paris, G. Steinheil, 1901.

(4) *De l'ablation de l'estomac* (ablation totale et subtotale). — Paris, Félix Alcan, 1903.

(5) *Cancer de l'estomac* (*Gastrectomie, gastro-enterostomie, opérations diverses*). Paris, 1892, Asselin et Houzeau.

(6) *De la résection partielle de l'estomac dans les cas d'affections organiques du pylore.* — Th., Paris, 1883.

(7) *De la pylorectomie dans les cancers de l'estomac.* — Th. Paris, 1893-1894, n° 68.

(8) *La cure chirurgicale du cancer de l'estomac.* — Th., Paris, 1897-1898.

de l'Ecole d'Angers, A. Canonne (1), devenu mon assistant, Desfossez (2), Gaston Beyle (3), élève du Pr Jaboulay (de Lyon), etc.

Citons des thèses récentes étrangères : Rien (Marbourg, 1902); Windisch (Munich, 1903); Landwelmann et Massmann (Kiel, 1904), etc.

Des thèses ont été récemment publiées à Lyon sur cette question (René Leriche, 1906 (4), etc.). Bornons-nous à les indiquer ici, car elles ne rentrent pas dans notre revue d'ensemble.

3° Les travaux originaux sont très nombreux, ainsi qu'il est facile de s'en rendre compte, en parcourant les lignes consacrées plus haut à l'historique. Les mentionner tous serait fastidieux, sinon presque impossible; mais nous nous sommes attachés à indiquer précédemment les plus importants.

(1) *Etude des procédés opératoires pour rétablir la continuité du tube digestif après la gastrectomie partielle.* — Th. Paris, 1890.

(2) *Des résultats éloignés de la gastrectomie dans le cancer de l'estomac.* — Paris, 1901.

(3) Beyle (Gaston). *De la pylorectomie dans le cancer du pylore et du choix du procédé d'abouchement.* — Lyon, thèse, 1903.

(4) Leriche (René). — *Des résections de l'estomac pour cancer.* — Lyon, 1906, thèse in-8°.

# CHAPITRE III.

## CONSIDÉRATIONS ANATOMIQUES ET PHYSIOLOGIQUES SUR LA GASTRECTOMIE.

### I. — *Anatomie.*

L'estomac, on le sait, est situé dans la partie supérieure de la cavité abdominale, au-dessous du diaphragme et du foie, au-dessus de l'intestin grêle et de l'arc transverse du côlon, au devant du pancréas, en arrière des fausses-côtes gauches, et de la paroi antérieure de l'abdomen, entre la côte qui répond à son extrémité gauche, et la vésicule biliaire, qui répond à son extrémité droite.

Selon Sappey, « il dépasse à peine, même dans son état de plus grande distension, les limites de l'hypocondre droit », c'est-à-dire la limite qui sépare l'hypocondre de l'épigastre. Luschka dit qu'il déborde la ligne médiane, et se trouve placé entre la ligne sternale et la ligne parasternale du côté droit.

Dans le sens vertical, il s'étend « jusque dans la région ombilicale, qu'il envahit plus ou moins, selon qu'il est plus ou moins dilaté » (Sappey) (1).

Pour Jonnesco (2), « le pylore descend, dans l'énorme majorité des cas, bien plus bas qu'on le dit d'habitude, car l'estomac est toujours vertical ». On le rencontre presque toujours « sur la ligne verticale, abaissée du bord droit du sternum à 5 ou 6 centimètres au-dessous de l'ombilic ».

Dans l'état de moyenne dilatation de l'organe, son diamètre transverse s'élève à 24 ou 26 centimètres; celui qui s'étend de la petite à la grande courbure a 10 ou 12^cm; et celui qui se porte de l'une à l'autre face en a 8 ou 9. Dans l'état de vacuité, le premier se réduit à 18 ou 20, le second à 7 ou 8; et le dernier s'efface presque complètement, par suite de l'adossement des deux parois de l'organe (3).

La face antéro-supérieure est en rapport : 1° avec le diaphragme; 2° avec la face inférieure du foie, qui en recouvre une partie; 3° avec les six dernières côtes gauches, dont la séparent les faisceaux entre-croisés du diaphragme et du muscle transverse; 4° avec la partie supérieure de la paroi antérieure de l'abdomen. Au point

(1) *Anatomie descriptive*, Vol. IV, p. 160.
(2) *Technique opératoire des gastrectomies pour cancer*. — *Gazette des hôpitaux*, 23 mai 1891, 553.
(3) Sappey. — *Lot. cit.*, p. 161.

de vue de ses rapports, on peut la diviser en trois zones : à droite, la zone sous-hépatique, située sous la face inférieure du foie, qui constitue un point de repère capital dans la découverte de l'estomac; à gauche, la zone sous-chondrocostale, répondant à la grosse tubérosité, située dans l'hypocondre gauche; c'est à ce niveau que l'on délimite, par la percussion, la zone de sonorité, nommée « Espace de Traube »; enfin la troisième zone, bien moins considérable que les deux autres, se trouve au contact de la paroi antérieure de l'abdomen.

La face postéro-inférieure répond, de bas en haut : 1° au mésocôlon transverse; 2° au duodénum, dans une étendue variable ; 3° à l'artère et à la veine mésentériques supérieures, qui croisent perpendiculairement sa troisième portion ; 4° au pancréas, qui la sépare de l'aorte, des piliers du diaphragme, et, plus profondément, de la colonne vertébrale ; 5° à l'artère splénique.

Le bord inférieur ou grande courbure donne attache aux feuillets antérieurs du grand épiploon. Il répond : 1° au diaphragme et aux dernières côtes gauches; 2° à la paroi antérieure de l'abdomen; 3° à l'arc transverse du côlon; 4° aux artères gastro-épiploïques, qui s'appliquent à l'estomac, quand il est dilaté, et qui, lorsqu'il est vide, en sont séparés par une distance d'un centimètre environ.

Le bord supérieur ou petite courbure donne attache aux deux feuillets de l'épiploon gastro-hépatique; il répond : à l'artère coronaire stomachique, qui en recouvre les deux tiers; à de petits ganglions lymphatiques, situés sur le trajet de cette artère, plus profondément au tronc cœliaque et au lobe de Spiegel inscrit dans sa concavité.

L'extrémité gauche ou supérieure (grosse tubérosité, grand cul-de-sac) est en rapport : 1° par sa partie antérieure et supérieure, avec le diaphragme, qui la sépare du poumon gauche; 2° par sa partie postérieure et inférieure, avec les vaisseaux spléniques, l'extrémité terminale du pancréas, la capsule surrénale et l'extrémité supérieure du rein gauche; 3° par sa partie inférieure, avec l'extrémité gauche de l'arc du côlon; 4° par son sommet, avec la rate, à laquelle l'unissent les vaisseaux courts et l'épiploon gastro-splénique.

L'extrémité droite ou inférieure (petite tubérosité, petit cul-de-sac) est située au-dessous de l'orifice pylorique. La situation de cette partie de l'estomac est, d'ailleurs, variable.

Tantôt, sa face antérieure répond au foie; tantôt elle répond à la paroi abdominale. La face postérieure répond à la tête du pancréas; sa partie inférieure ou son sommet, à l'arc transverse du côlon. Quelques anatomistes ont donné à sa cavité, séparée de l'orifice pylorique par une saillie très mousse, le nom d'antre du pylore.

Quand aux orifices, ils répondent aux deux extrémités du bord supérieur ou concave.

Le cardia (orifice supérieur, orifice gauche, orifice œsophagien) répond, en avant, au péritoine. A droite, il donne attache à l'épiploon gastro-hépatique; à gauche à un repli très petit, qui a reçu le nom de gastro-diaphragmatique.

Le cardia est en rapport avec le nerf pneumogastrique gauche, qui croise obliquement sa partie antérieure, avec le pneumogastrique droit, situé à sa partie postérieure; et avec les vaisseaux coronaires stomachiques, qui répondent à son côté droit.

*
* *

Nous nous sommes borné à indiquer les rapports des parties de l'*estomac* que nous avons à considérer ici, c'est-à-dire ceux qui, seuls, nous intéressent au point de vue chirurgical.

Mais il nous semble utile d'insister sur l'anatomie de la région pylorique, car la Pylorectomie est la forme de gastrectomie le plus souvent employée.

### *Pylore.*

*Situation.* — Il est très important de connaître la situation du pylore par rapport à la paroi abdominale antérieure.

Luschka (1) dit que la région pylorique et le pylore dépassent à droite, la ligne médiane; le pylore est placé entre la ligne sternale et la parasternale, à côté du bord droit de sternum. D'après Virchow (2), le pylore répond à la ligne abaissée du bord droit du sternum. Dans sa thèse, Roméo (3) dit que, sur dix cadavres, il l'a rencontré à 7 centimètres au-dessous du sternum. Ainsi que nous l'avons vu plus haut, en parlant des limites de l'estomac, Jonnesco (4) a prouvé, par ses recherches, que le pylore descend, en général, bien plus bas qu'on le dit d'habitude; que dans les neuf dixièmes des cas, le pylore se rencontre sur la ligne verticale, abaissée, du bord droit du sternum, à 5 ou 6 centimètres au-dessus de l'ombilic; et qu'enfin les trois cinquièmes de la portion pylorique débordent ordinairement le foie par en bas; d'où il résulte que le foie ne peut la

(1) Luschka. — *Die Anatomie des Menschen*, Bd. II, Tubingen, 1863, p. 181.

(2) *Virchow's Arch.*, 1882, Bd. 87.

(3) *Sulla regione dello stomaco*. Diss. inaug., Catania, 1886, p. 15.

(4) *Loc. cit.*

cacher que rarement. D'ailleurs, le pylore se déplace souvent, qu'il soit à l'état physiologique, ou malade. Frappé de son extrême mobilité, Roux (de Lausanne) l'appelle le « facteur rural de l'abdomen » !

Morgagni (1) et Rokitanski (2) ont trouvé le pylore cancéreux au niveau du pubis, Billroth (3) l'a rencontré au-dessus du ligament de Poupart ; Hyrtl (4) l'a vu dans le petit bassin.

On conçoit facilement combien il est indispensable que le chirurgien se souvienne de ces faits, tant pour établir son diagnostic que pour choisir l'incision abdominale !

*Ligaments.* — Un repli péritonéal transparent et mince unit le pylore à la face inférieure du foie. Il est presque privé de vaisseaux sur une grande étendue. Mais ce repli s'épaissit par la présence du pédicule hépatique qu'il renferme, en s'unissant à la portion initiale du duodénum. La partie mince constitue le ligament supérieur du pylore (petit épiploon, épiploon gastro-hépatique) ; la partie épaisse forme le ligament suspenseur du duodénum ou duodéno-hépatique. Wölfler

(1) *De sedibus et causis morborum etc.*, Nap., 1762, epist. anat., XIL, n° 15.

(2) *Handbuch d. p. Anat.*, Bd III.

(3) Wölfler. — *Ueber die von Herrn prof. Billroth ausgeführt in Resectionen des carcinomatösen Pylorus.* Wien, 1881.

(4) *Topographische Anatomie*, 7e édition, 1882, t. I, p. 768.

estime que ce ligament constitue une barrière, au delà de laquelle on ne doit pas tenter l'ablation du pylore, car, en voulant libérer le duodénum de ses attaches péritonéales, on s'exposerait à blesser le pédicule hépatique. Mais, ainsi que le fait remarquer Jonnesco, ce ligament n'est vraiment dangereux qu'à 2 ou 3 centimètres environ de l'origine du duodénum. Il est donc possible d'extirper sans crainte 2 à 3 centimètres de cet organe; on a même pu aller plus loin. En bas, le ligament inférieur du pylore (grand épiploon, gastro-côlique) unit le pylore au côlon transverse. Ce ligament est un repli séreux, plus épais que le précédent, riche en graisse, parcouru par de nombreux vaisseaux dirigés perpendiculairement au pylore. Quand on voudra explorer la région rétro-pylorique, il faudra traverser les deux ligaments pyloriques, qui forment la paroi antérieure de l'arrière-cavité des épiploons.

Sur la face profonde du pylore se trouve un autre ligament, peu connu : le ligament postérieur ou profond du pylore.

*Rapports de la face postérieure du pylore.* — Le plus souvent, les difficultés, dont le chirurgien devra se rendre maître, se rencontrent sur la face postérieure du pylore, laquelle forme la zone dangereuse de la pylorectomie.

Le plancher de la région pylorique est formé,

dans sa moitié supérieure, par la tête du pancréas, que recouvre un mince feuillet séreux (lame postérieure de la bourse séreuse rétro-stomacale); et, dans sa moitié inférieure, par un repli péritonéal, qui se continue avec le feuillet précédent, et qui est la racine du mésocôlon transverse. Entre elle et le pylore, il n'y a pas, normalement, d'adhérences; mais, quand le pylore est envahi par une tumeur cancéreuse, il peut se former des adhérences entre lui et le mésocôlon transverse. La majorité des anatomistes est d'avis que le mésocôlon transverse s'insère sous le bord inférieur du pancréas. Mais Jonnesco fait remarquer que, si cela était exact, les adhérences méso-côliques du pylore cancéreux seraient plus rares, car ses rapports avec le méso-côlon transverse seraient peu étendus. Henle (1) et Jonnesco estiment que la vraie disposition est celle décrite plus haut. Si, dans ses trois à quatre derniers centimètres, le pylore repose sur le plancher pancréatique du côté gastrique, il adhère à la tête du pancréas par l'intermédiaire du ligament gastro-pancréatique de Huschke. Ce ligament, qui se détache de la paroi postérieure de l'estomac depuis le cardia, le long de sa petite courbure, pour aller se confondre, sur la tête du pancréas, avec la séreuse qui

(1) Henle. — *Handbuch der systematischen Anatomie des Menschen*, Bd. II, 1875, p. 902.

le recouvre, forme une véritable cloison médiane de l'arrière-cavité des épiploons.

Cette cloison s'arrête, le plus souvent, à 3 ou 4 centimètres de l'origine du duodénum. Elle se termine par un bord libre, concave à droite, qui renferme dans son épaisseur l'artère coronaire. Entre le bord libre et ce ligament, à gauche, l'endroit où le duodénum s'unit à la tête du pancréas, à droite, la face postérieure du pylore libre, en avant, et le pancréas, en arrière, se voit un orifice de communication entre les deux loges, rétro-stomacale et sous-hépatique, de l'arrière-cavité, séparées par la cloison médiane que nous venons de décrire.

Ainsi quel'a fait remarquer Jonnesco, il résulte de l'existence de cette dernière : 1° qu'il y a entre le pylore et le pancréas des adhérences normales, dues à ce ligament pylorique postérieur ou pylorico-pancréatique, qui contient dans son épaisseur l'artère coronaire : ce qui favorisera la production d'adhérences plus intimes dans le cas de lésions du pylore; 2° que l'arrière-cavité des épiploons est divisée en deux loges : *a*) sous-hépatique; *b*) rétro-stomacale, plus vaste que la précédente, qui sont séparées par la cloison médiane, et communiquent à l'aide d'un orifice de 3 à 4 centimètres de largeur. Il faut donc ouvrir les deux loges, si on veut explorer complètement la région rétro-pylorique et les organes qui l'entourent.

*Origine du duodénum.* — Non moins importants que les rapports du pylore avec le plancher de la région sont ceux de la portion initiale du *duodénum*, qui fait partie du champ opératoire. Dans une étendue de 1 centimètre, la face postérieure de cette partie du duodénum est libre ; puis, le feuillet séreux qui la recouvrait se réfléchit en arrière, et se continue avec la séreuse pré-pancréatique. L'artère gastro-duodénale chemine, en ce point, sous la séreuse réfléchie, entre le duodénum et la tête du pancréas, au milieu d'un tissu cellulaire court et épais. Il est donc évident que, excepté dans son premier centimètre, il sera difficile de décoller le duodénum de la paroi profonde de la région et qu'on trouvera des difficultés à l'amener et à le maintenir hors de la plaie abdominale. De même, il sera difficile d'appliquer sur lui un instrument destiné à en fermer la lumière pendant l'opération. Enfin, on évitera difficilement la blessure de l'artère, qui longe sa face postérieure, en s'y accolant fortement. — Le chirurgien devra toujours reconnaître l'angle duodéno-jéjunal, avant de déterminer le point d'intestin à réunir à l'estomac, afin de ne pas laisser au dessous de la bouche anastomotique un segment trop long de l'intestin. Cet angle fait suite à la quatrième portion du duodénum, placée sur le bord gauche de la colonne vertébrale, et remontant jusqu'à la deuxième vertèbre lombaire.

*Vaisseaux de la région pylorique.* — De gros vaisseaux, situés superficiellement ou profondément sous la couverture séreuse, entourent le plancher de la région. Le tronc cœliaque, situé sur le bord supérieur du pancréas, au-dessus du pylore, fournit ses trois branches, qui peuvent être intéressées au moment de l'opération.

L'artère splénique suit, de droite à gauche, le bord supérieur du pancréas. Elle est flexueuse et volumineuse. Elle a, parfois, été blessée au cours de destructions d'adhérence de la tumeur avec le pancréas (Regnier) (1). L'artère hépatique se dirige à droite en suivant le bord supérieur de la tête pancréatique pendant 3 ou 4 centimètres; parvenue au point où le duodénum commence à adhérer intimement au pancréas, elle se divise en deux branches : l'artère hépatique proprement dite, qui monte dans le ligament duodéno-hépatique; et l'artère gastro-duodénale, qui descend sur la face postérieure du duodénum, entre elle et la tête pancréatique, à l'endroit où ces deux organes commencent à adhérer intimement.

(1) *Gazette des hôpitaux*, 1890, n° 126, p. 1166.

Socin (1) la sectionna en enlevant la tête du pancréas adhérente à une tumeur ; il fit alors la ligature de l'artère hépatique. L'artère coronaire, cheminant dans l'épaisseur du bord libre du ligament postérieur du pylore, va à la petite courbure de l'estomac. Heinecke (2) la sectionna et la lia, pendant la séparation de la tumeur, du côté gastrique. Cette ligature n'eut pas de suites fâcheuses, au point de vue de la nutrition de la suture gastro-duodénale. Gussenbauer et Viniwarter (3) ont, d'ailleurs, démontré qu'elle était sans danger. A la limite inférieure de la région, se voient les vaisseaux côliques moyens, artère et veine, renfermés dans l'épaisseur du méso-côlon transverse. On peut les blesser en détruisant les adhérences méso-côliques de la tumeur. Dans un cas, Billroth (4) lia la veine côlique, en détruisant les adhérences pancréatiques. La veine cave et la veine porte sont assez éloignées du champ opératoire ; mais, au cours d'interventions laborieuses, on les a parfois dénudées. Berns (d'Utrecht) (5) découvrit la veine cave dans une étendue de

(1) *Corresp. Blatt.*, etc., 1883, n° 21, p. 513.

(2) C. Schonlau. — *Zwei Fälle von Extirpationem der carcinomatösen Pylorus.* Dissert. inaug., Erlangen, 1884, p. 18.

(3) *Langenbeck's Arch.*, 1874, Bd. XIX, Heft 3, p. 347.

(4) Von Eiselsberg. — *Langenbeck's Arch.*, 1889, Bd. XIL, Heft 4, p. 785

(5) *Wien. Med. Wochenschr.*, 1881, n° 50.

10 centimètres. Lücke (de Strasbourg) (1) mit à nu la veine porte sur quelques centimètres d'étendue

Les vaisseaux qui entourent directement le pylore sont : en haut, l'artère pylorique, branche de l'artère hépatique, qui longe le bord supérieur du pylore, et va s'anastomoser avec la coronaire ; en bas, l'artère gastro-épiploïque droite, qui entoure, puis longe le bord inférieur du pylore, et va s'anastomoser avec la branche gastro-épiploïque gauche de la splénique.

Il naît, de ces deux rameaux artériels, des branches de second ordre qui rampent sur les deux faces du pylore, et d'autres qui se rendent dans les ligaments supérieur et inférieur de l'organe.

Si, maintenant, nous considérons, à un point de vue général, les vaisseaux qui nourrissent l'estomac, nous nous bornerons à rappeler que les artères viennent toutes du tronc cœliaque, qu'elles s'anastomosent fréquemment, et forment ainsi un véritable cercle artériel. Il n'y a à avoir, après les résections, aucune crainte de gangrène, tant est grande la vascularité de l'organe : vascularité dont la richesse explique les dangers des ulcérations

(1) Ledderhove. — *Deutsch. Zeit f. Chir.*, 1882, Bd. XVI, Hefte 3 et 4, p. 260.

de la muqueuse, et les hémorragies qu'elles produisent parfois.

*Ganglions lymphatiques.* — Le cancer, on le sait, envahit facilement les lymphatiques et les ganglions lymphatiques ; c'est pourquoi ils offrent un profond intérêt au point de vue chirurgical. Ainsi que le fait remarquer Hartmann (1), on peut distinguer trois groupes de troncs lymphatiques collecteurs : *a*) ceux qui forment le groupe supérieur se rendent aux ganglions de la chaîne coronaire stomachique, située le long de la petite courbure ; *b*) ceux du groupe inférieur se trouvent dans les ganglions sous et rétro-pyloriques ; *c*) enfin, le troisième groupe, groupe gauche, se rend aux ganglions de la chaîne splénique. — Les ganglions de la petite courbure sont directement accolés à la paroi stomacale ; ceux de la grande courbure en sont éloignés, par les mouvements d'ampliation de l'estomac.

Presque constamment la chaîne ganglionnaire située le long de la petite courbure est envahie, même quand le néoplasme paraît être très limité ; il faut donc réséquer le plus largement possible cette partie du viscère.

(1) *Chirurgie gastro-intestinale*, Paris, 1901, G. Steinheil, p. 5.

## II. — *Physiologie expérimentale.*

Ainsi que nous l'avons dit, c'est l'allemand Merrem (1), qui fit, en 1810, les premières résections partielles de l'estomac. Les procédés de réunion employés étaient trop primitif; tous les chiens opérés succombèrent.

D'après Gussenbauer et Winiwarter, il y aurait eu, cependant, des tentatives de gastrectomie expérimentale faites, avant Merrem, à Philadelphie, par un physiologiste américain qu'ils ne nomment pas, et sur les expériences duquel ils ne donnent aucun détail.

### 1° *Chirurgie du pylore.*

A leur tour, Gussenbauer et Winiwarter renouvelèrent cette expérimentation. Ils firent sur le chien, la laparotomie et la résection partielle de l'estomac (2). La paroi abdominale fut incisée sur la ligne médiane, de l'appendice xiphoïde à l'ombilic, l'épiploon écarté avec les doigts autour de l'estomac; et, après avoir pincé les deux extrémités

(1) Merrem (Daniel-Carl-Théodor). — *Animadversiones quædam chirurgicae experimentis in animalibus factis illustratæ*, Genève, 1810.

(2) [*La résection partielle de l'estomac. Etude expérimentale faite par l'Institut anatomo-pathologique de Vienne à propos de cas de carcinome de l'estomac observés de 1817 à 1875*]. — *Arch, f. klin. Chirurgie*, Berlin, 1876, t. XIX, p. 347.

entre lesquelles on voulait réséquer, l'opération fut achevée. En un mot, les opérateurs eurent recours à la technique ordinaire. L'acte le plus difficile fut la réunion et la suture des extrémités, d'autant plus que leur calibre était différent. Pour la ligature, on se servit de la suture de Lembert, modifiée par le procédé Moreau-Poutard.

Les animaux avaient été opérés, l'estomac vide; sur sept chiens soumis à l'expérience, on obtint de bons résultats sur deux. Les expériences donnèrent la preuve que les surfaces de l'estomac et de l'intestin pouvaient, après l'opération, se réunir aussi bien que les plaies de la peau. Gussenbauer et Winiwarter observèrent que les catguts pouvaient déterminer des ulcérations.

Enfin, il est à remarquer que, dans les deux cas guéris, on trouva de la sténose cicatricielle.

### 2° *Chirurgie de l'estomac.*

Le 28 novembre 1894, Pachon et Carvalho extirpèrent l'estomac d'un chat, qui survécut, et qu'ils présentèrent à la Société de Biologie, le 15 décembre.

Pendant les deuxième, troisième et quatrième mois qui suivirent l'opération, l'animal, ainsi que le font remarquer les auteurs dans une note lue à la Société (1), se maintint en équilibre de nutrition

(1) *Société de Biologie*, 1er juin 1895.

grâce à des gavages pratiqués de façon intermittente. Il présentait, en effet, une certaine paresse à se nourrir. Les deux derniers mois de sa vie, et surtout le dernier, il refusait absolument de s'alimenter, restant impassible devant toute espèce de nourriture, viande, lait, qu'il digérait très bien si on l'en gavait, mais qu'il refusait de manger spontanément.

Ce chat mourut le 18 mai 1895. L'autopsie démontra que l'opération était « vraiment idéale ». Les divers organes offraient un aspect macroscopique normal.

### 3° *Chirurgie du cardia.*

En 1904, M. Gross a présenté, à la Société de Médecine de Nancy, deux chiens, auxquels son chef de clinique, M. Sencert, venait de réséquer le cardia (1).

Pour exécuter l'opération, M. Sencert a procédé de la façon suivante. Il a fait une laparotomie médiane par une incision allant de l'appendice xiphoïde à quelques centimètres au-dessous de l'ombilic; de l'extrémité inférieure de cette incision part une incision transversale, qui coupe le grand droit gauche de l'abdomen. A cause de la

(1) *Rev. méd. de l'Est*, Nancy, 1904, XXXVI, 480.

disposition spéciale du thorax du chien, beaucoup plus défavorable pour ce genre d'opération, que celui de l'homme, il fallut placer à la partie supérieure de l'incision un gros écarteur de Collin, qui éloignait ainsi les rebords costaux de la ligne médiane.

Pour bien mettre en évidence l'œsophage abdominal, M. Sencert attira l'estomac en bas. Pour isoler le bord droit du cardia et de l'œsophage abdominal, il incisa légèrement à travers le petit épiploon et alla à la recherche du tronc de la coronaire stomachique qu'il lia. Il libéra alors, sans la moindre hémorragie, le bord droit de l'œsophage abdominal et du cardia.

Pour isoler la face postérieure et le bord gauche, qui tiennent au diaphragme par l'intermédiaire du ligament profond de l'estomac, M. Sencert fit une petite incision dans le ligament gastro-côlique, et par cette ouverture il glissa la main dans la cavité des épiploons. Il parvint ainsi jusqu'au sommet de cette dernière, qui, chez le chien, remonte plus haut que chez l'homme et permet d'atteindre le cardia. L'extrémité de l'index faisait alors le tour du cardia.

En tirant légèrement sur l'estomac, il attira en bas une certaine longueur de l'œsophage. Les deux plèvres, surtout la gauche, descendaient le long de l'œsophage, auquel elles forment une gaîne qu'on est exposé à ouvrir, il fallut, avec le doigt, décoller les deux culs-de-sac pleuraux et les refouler dans le thorax.

On plaça alors deux pinces élastiques sur l'œsophage abdominal, à 1 cent. 5 ou 2 centimètres au plus au-dessus du cardia (ici 2 centimètres); et on coupa l'œsophage entre les deux.

A l'aide de deux autres pinces élastiques on enserra l'estomac à l'endroit où on voulait le sectionner; et on coupa. On épongea soigneusement la surface de section.

La surface stomacale complètement fermée, on l'attira légèrement vers le haut, en présentant sa face postérieure. Sur cette face postérieure, on implanta la surface de section de l'œsophage. Si l'on enlevait une trop grande étendue d'œsophage et qu'on ne puisse plus le suturer à l'angle pylorique, on pourrait invaginer le bout supérieur de l'œsophage et faire une fistule gastrique ou une jéjunostomie.

Les deux chiens présentés ont subi une résection du cardia, avec implantation directe de l'œsophage dans l'antre pylorique. Le premier était opéré depuis trois semaines; le second depuis quinze jours, Ils mangeaient comme les autres chiens du laboratoire.

C'est là évidemment une expérience des plus probantes, à rapprocher des essais cadavériques de Lévy, qui montre que la chirurgie du cardia est définitivement acquise à la Médecine humaine (1).

(1) Article rédigé avant l'apparition d'un travail récent sur la *Chirurgie du cardia*, paru dans la *Rev. de Gyn. et de Chir. abd.*, 1905.

## CHAPITRE IV.

### MANUEL OPÉRATOIRE DE LA GASTRECTOMIE EN GÉNÉRAL. TECHNIQUE GÉNÉRALE.

Nous avons à envisager ici : 1° la *Technique générale*, propre à toute résection de l'estomac ; 2° la *Technique spéciale* à chaque variété de résection.

Avant d'aborder la description de l'opération en elle-même, il est utile de résumer les quelques données indispensables à connaître, qui sont relatives aux précautions à prendre avant l'intervention, et à l'anesthésie.

1° PRÉCAUTIONS ANTÉOPÉRATOIRES. — Il faut, tout d'abord, ne pas perdre de vue qu'une opération portant sur la cavité abdominale expose les malades à de très sérieux accidents, et que, trop souvent, les sujets, atteints surtout de cancer de l'estomac, se trouvent dans de fort mauvaises conditions pour supporter un choc opératoire aussi considérable que celui de la gastrectomie.

C'est ainsi que Bœckel a constaté, chez plusieurs malades, une perte de poids de 20 à 40 livres, survenue en quelques mois. Carvalho opéra un homme, qui avait perdu 32 kilos. Beaucoup sont anémiés, cachectisés. Moi-même, j'ai opéré des malades ayant perdu 12 kilos (Obs. XXVI).

Il est donc prudent de chercher à remonter tout d'abord l'état général de ces malades.

Bœckel (1) leur fait administrer, trois à quatre fois par jour, pendant une huitaine de jours avant l'intervention, des lavements alimentaires, composés d'eau sucrée très concentrée et de deux jaunes d'œufs; et il a recours aux transfusions de sérum artificiel, de 500 à 10.000 centimètres cubes, les cinq ou six jours qui précèdent l'opération. Toutes ces mesures restent parfois vaines d'ailleurs; aussi est-ce au chirurgien de juger s'il doit ou non intervenir. Ajoutons que la transfusion du sang, conseillée par Lauenstein, nous paraît inutile à employer, même dans les cas les plus graves.

On a eu recours à *l'évacuation du tube intestinal* par des laxatifs et des lavements répétés, même le jour de l'opération. Le lavement doit suffire la plupart du temps dans les cas de constipation; encore n'est-il pas toujours nécessaire

(1) Bœckel. — *Abl. de l'estomac*, p. 100.

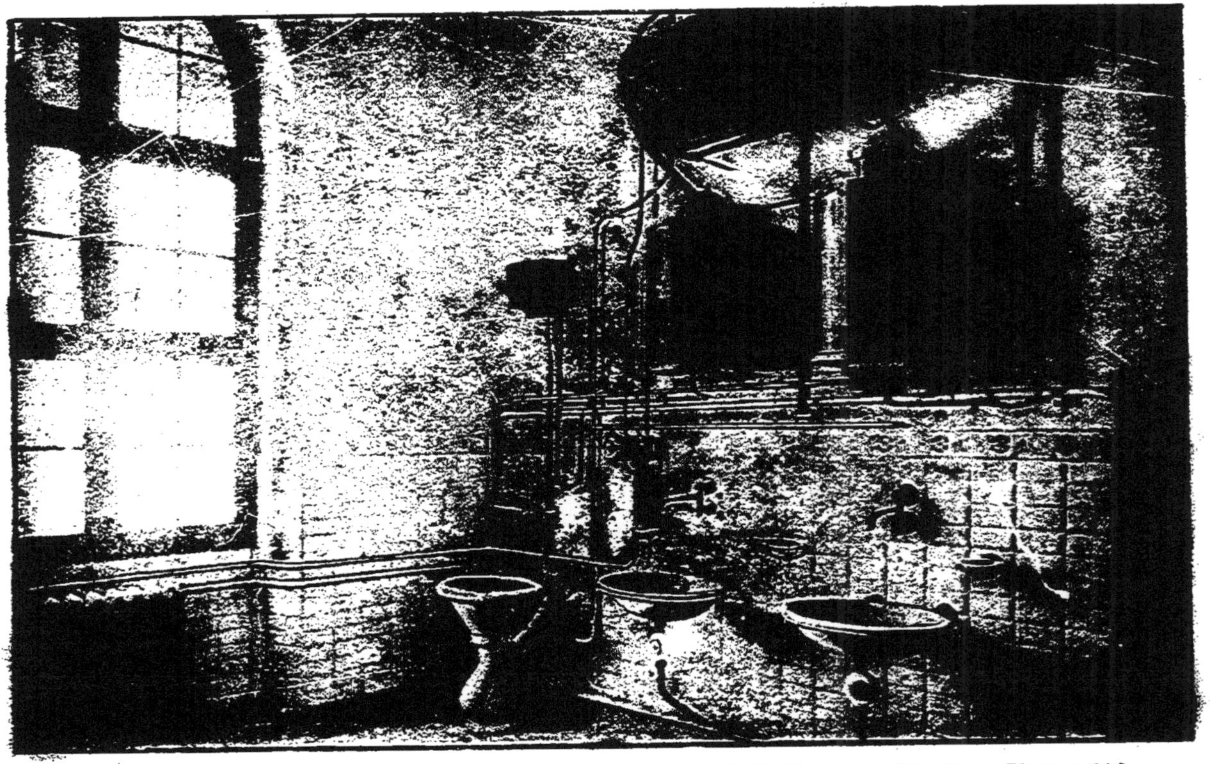

*Fig. 1.* — Laboratoire de Chirurgie pour Chirurgie abdominale. (Service du Pr Monprofit). [D'après une Photographie].
Stérilisation de l'eau.

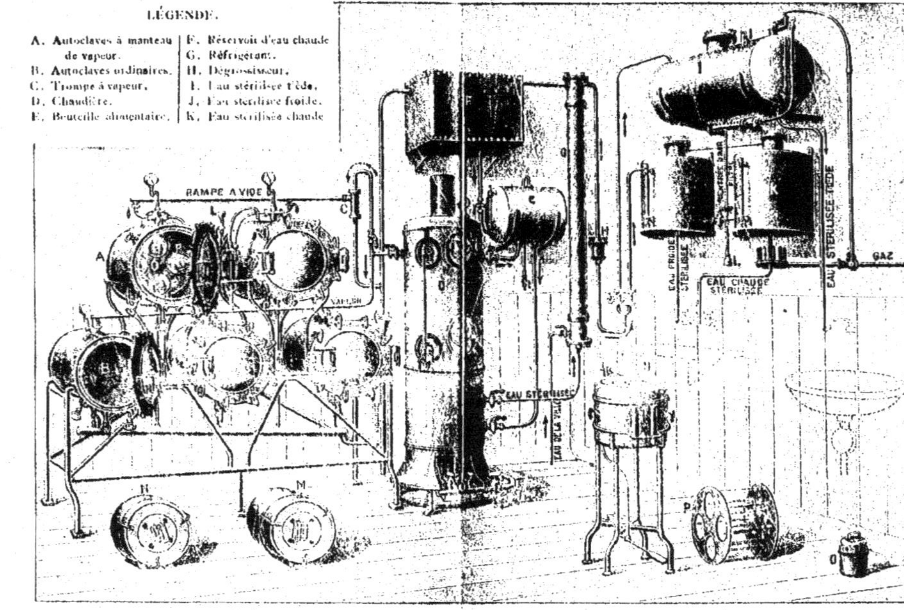


*Fig. 2.* — Laboratoire de Stérilisation pour Chirurgie abdominale. (Modèle installé à l'Hôtel-Dieu d'Angers). (Clinique Chirurgicale, Service des Femmes). Stérilisation des objets de pansements.

de l'administrer. Le purgatif ne nous paraît pas toujours nécessaire chez des malades toujours très fatigués et ayant un mauvais état général.

Quant à l'évacuation et à l'asepsie gastrique par les *lavages de l'estomac* prolongés et répétés, même peu avant l'opération, on les a pratiqués avec de l'eau tiède [Billroth (1)], ou avec une solution antiseptique tiède : solution salicylée à 1/1000° [Rydygier (2)], à 2/100° [Ratimoff (3)], à 3/1000 [Kocher (4)], à 1/10° [Czerny (5)] ; solution boriquée [Steinecke (6)]. Novaro emploie une solution tiède de bicarbonate de soude (7).

Une ou deux fois par jour, pendant les huit jours qui précèdent l'opération, on lave l'estomac ;

(1) Woelfler. — *Ueber die von Prof. Billroth ausgeführten Resectionen der carcinomatösen Pylorus.* Wien, 1881. — Von Hacker. *Die Magen-Operationen an Prof. Billroth's Klinik*, 1881 à mai 1885. Wien, 1886. — Von Eiselsberg. *Ueber die Magen-Operationen und Gastro-enterostomien in Prof. Billroth's Klinik*, de mai 1885 à octobre 1889. *Langenbeck's Arch.*, 1889, Bd. XXXIX, Heft 4, p. 735.

(2) Rydygier. — *Ueber Pylorusresection.* — *Samml. klin. Vortr. de von Richard Volkmann*, 1882, n° 220, p. 1977.

(3) Ratimoff. — *Bulletin médical*, 1888.

(4) B. Streit. — *Deut. Zeit. f. Chir.*, 1888, Bd. XXVII, p. 410.

(5) Czerny. — *Wien. med. Wochens.*, 1888, n° 17, 18, et 19, p. 491.

(6) C. Schönlein. — *Zwei Fälle von Extirpation der carcinomatæsen Pylorus.* Dissert-inaug., Erlangen, 1884, p. 17. — Herman von Kolb. *Beiträge sur Magenresection.* Dissert-inaug., Erlangen, 1887, p. 10.

(7) Novaro. — *Contributo alla chirurgica dello stomaco.* Siena, 1890, p. 71.

on le lave même une heure ou une demi-heure avant l'opération, car Lauenstein (1) dit que les lavages de l'estomac, outre leur action aseptique locale, diminuent le danger du collapsus, en provoquant une abondante diurèse par la sécrétion, dans le système vasculaire, d'une grande quantité de liquide absorbée par l'estomac. Pourtant Novaro (2) n'a jamais observé cette diurèse, même après des lavages qui employaient 20 litres de liquide !

Caselli (3) croit que ces lavages prédisposent au shok. Georges T. Beatson (4) les prescrit chez les personnes nerveuses et très affaiblies ; mais Buchanan (5) est d'avis de ne pas les employer, tout au moins pendant les quelques heures qui précèdent l'opération. Trendelenburg (6) les remplace par un nettoyage minutieux de la cavité gastrique une fois ouverte, pendant l'opération.

F. Satzman (7) conseille, s'il existe une dilata-

(1) C. Lauenstein. — *XVIII<sup>e</sup> Congrès de la Société allemande de Chirurgie. — Deutsch. med. Wochens.*, 23 mai 1889, n° 21, p. 429.

(2) Novaro. — *Loc. cit.*, p. 71.

(3) Caselli. — *X<sup>e</sup> Congrès de l'Association médicale italienne. Annali universali di medicina e chirurgia*, octobre 1882.

(4) G. T. Beatson. — *The Lancet*, 11 octobre 1890, p. 761.

(5) Buchanan. — *Brit. med. Journ.*, 24 mars 1888, p. 633.

(6) Neitzert. — *Ueber Magenresection.* Diss.-inaug., Bonn., 1889, p. 40.

(7) F. Saltzmann. — *Centralbl. für Chir.*, 14 août 1886, n° 33, p. 566.

tion gastrique prononcée, de faire le massage et la faradisation abdominale, pour relever la contractilité des parois stomacales.

Aujourd'hui, l'utilité des lavages préalables de l'estomac ne paraît pas démontrée à la plupart des chirurgiens, qui s'en abstiennent.

Pour moi, *je n'y ai plus recours*. Presque toujours, ils sont mal supportés par les malades, et fatiguent ceux qui n'y sont pas déjà accoutumés.

2° Anesthésie. — La question de l'anesthésie a été et reste discutée. On a attribué à l'emploi du chloroforme plusieurs cas de collapsus survenus pendant l'intervention. Hahn (1), parfois, n'a pas eu recours à l'anesthésie, chez des malades très affaiblis. J'ai fait plusieurs gastro-entérostomies dans les mêmes conditions, avec d'excellents résultats. A Berne, Kocher (2), après avoir insensibilisé le patient par le chloroforme, continue l'anesthésie par l'éther, qui éviterait, dit-il, le collapsus cardiaque. Novaro (3) cherche à conjurer le collapsus à l'aide d'injections sous cutanées d'éther et de lavements excitants (alcool 20 grammes, eau 30 grammes, chlo-

(1) Monprofit. — *La Gastro-entérostomie*. Paris, I.B.S., 1900, p. 35.

(2) B. Streit. — *Loc. cit.*, 1838.

(3) Novaro. — *Loc. cit.*, p. 70.

rure de sodium 50 centigrammes); si l'opération dure plus d'une heure, il arrête la chloroformisation. Grâce à l'injection hypodermique de chlorhydrate de morphine pratiquée avant l'anesthésie, il persiste, dit Novaro, après la cessation de l'action du chloroforme, une longue période d'analgésie, suffisante pour permettre de terminer l'opération sans provoquer de vives douleurs. P. Reclus (1) a opéré avec la seule cocaïne chez des malades très cachectiques, auxquels il faisait la gastro-entérostomie.

La plupart des chirurgiens anglais et français s'en tiennent au chloroforme. Ce qu'il faut, c'est réduire au minimum la quantité d'anesthésique employée.

J'ajoute, au sujet des précautions pré-opératoires, qu'il faudra éviter avec le plus grand soin que le malade prenne froid. Bœckel lui fait mettre directement sur la peau un épais gilet de flanelle et des jambières lâches du même tissu remontant jusqu'à mi-cuisse. A ce point de vue, on devra opérer dans une salle chauffée à une température égale et assez élevée (20 à 24 degrés) (*Fig.* 3). Bardenheuer a proposé de placer à côté des malades des sacs de sable chaud.

3° Opération. — 1° *Incision de la paroi abdominale.* — Diverses incisions ont été proposées :

(1) Monprofit. — *Loc. cit.*, p. 36.

1° Incision *médiane*, sur la ligne blanche, longue de 10 à 15 centimètres, entre l'appendice xyphoïde et l'ombilic ; 2° Incision *transversale* ou *oblique* : elle a une longueur de 11 centimètres, et passe sur la tumeur ; elle débute à deux travers de doigts au-dessus de l'ombilic et se dirige ensuite, parallèlement à l'arc costal, droit ou gauche, selon le siège de la tumeur, à trois travers de doigt au-dessous de lui ; 3° Incision *combinée* : on fait partir du milieu de l'incision verticale sur la ligne blanche, une deuxième incision dirigée transversalement à droite ; 4° Incision *verticale* (verticale latérale de certains auteurs), qui suit le bord externe du muscle droit.

L'incision médiane est celle à laquelle Rydygier, Czerny, Kocher, Krönlein, donnent la préférence. Billroth, qui, lors de ses premières opérations, faisait une incision latérale, s'est rallié à l'incision médiane. H. Hartmann fait une incision juxta-médiane, ouvrant la gaîne du muscle droit du côté gauche, de manière à être sûr de ne pas tomber dans la fosse de la veine ombilicale. On évite ainsi, dit-il (1), la blessure de cette veine, qui peut n'être pas oblitérée et dont la lésion peut passer inaperçue ; d'un autre côté, le ligament falciforme est récliné avec l'incision ; au contraire, si l'incision passe à droite de l'ombilic, ce liga-

(1) Terrier et Hartmann. — *Loc. cit.*, p. 217.

ment se présente d'abord, et on perd du temps à le couper et à le lier.

Wölfler (1) reproche à cette incision de prédisposer à l'éventration. Kocher (2) n'a cependant observé qu'un seul fait de légère hernie de la ligne blanche, au niveau de la cicatrice, survenue deux ans après l'opération. Mais, quoi qu'il en soit, j'estime que l'opinion de Wölfler doit être prise en sérieuse considération; et c'est pour cela que je fais l'incision au-dessus et au-dessous de l'ombilic (incision juxta-ombilicale).

L'incision transversale ou oblique, que Billroth appliqua dans sa première opération (3), et qu'a défendu Wölfler (4), permettrait de découvrir plus facilement, quand on fait la pylorectomie, par exemple, la tumeur, le pylore et le duodénum; elle éviterait l'éventration. Elle peut avoir son utilité, quand on se trouve en face d'une tumeur adhérant à la paroi abdominale, qu'on résèque avec l'estomac. Rydygier dit que ces incisions transversales exposent à l'éventration; et Bardenheuer (5) n'en n'est pas partisan.

L'incision sur le bord externe du muscle droit

(1) Wölfler. — *Loc. cit.*, 1881, p. 263.
(2) B. Streit. — *Loc. cit.*, 1888.
(3) Billroth. — *Wiener. med. Wochenschr.*, 1881, n° 6.
(4) Wölfler. — *Loc. cit.*, p. 263 et 264.
(5) Bardenheuer. — *Centrabl. f. Chir.*, 1882, n° 46.

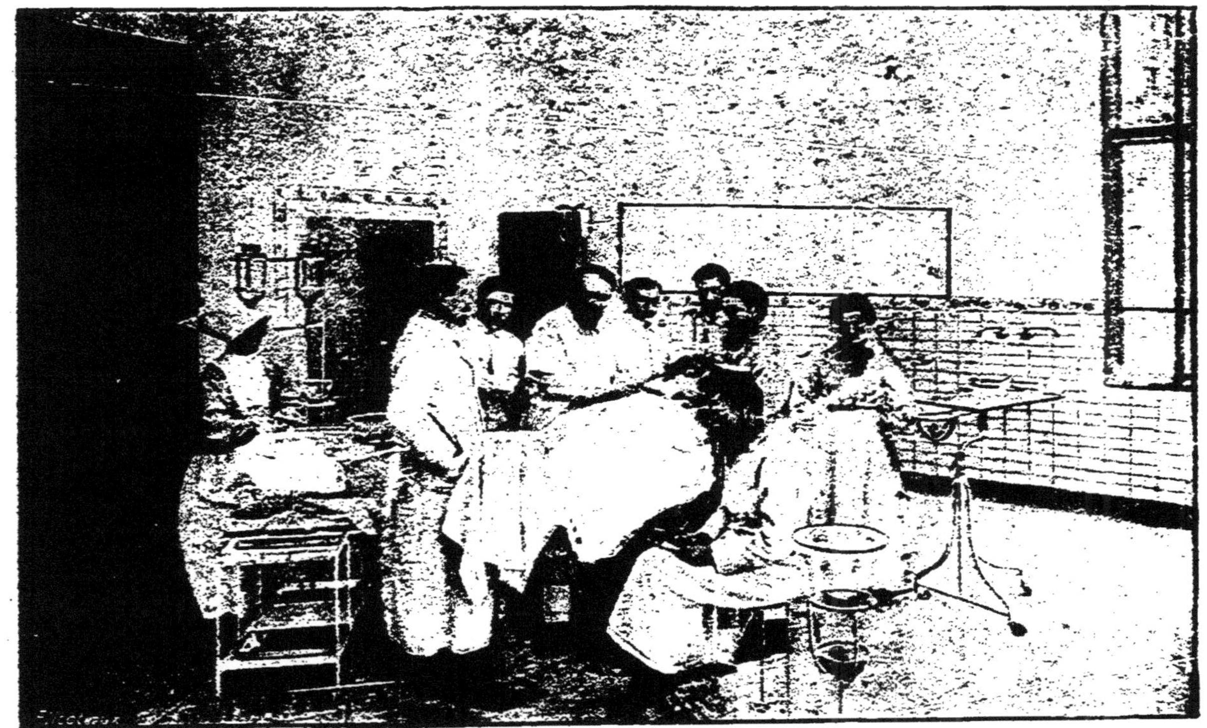

*Fig.* 3. — Exécution d'une Gastrectomie dans la nouvelle salle du service des Femmes à l'Hôtel-Dieu d'Angers. — Chirurgien et aides placés. L'anesthésiste est à son poste; sœur qui prépare les instruments. — Table servante à instruments. Petits chariots à pansements chirurgicaux, etc.

a été conseillé par Rydygier (1); Mazzuchelli, de Pavie (2), l'a pratiquée ; il en fut de même de Billroth, dans un cas (3). Elle est rejetée aussi par Rydygier (4), qui l'a abandonnée, après en avoir été partisan.

Quant à l'incision combinée, elle a été pratiquée par Lücke (5) et Richter, de San-Francisco (6). Elle permet une parfaite exploration de la région pylorique. C'est à elle que H. Hartmann (7) donne la préférence.

L'incision sur la ligne blanche reste la méthode de choix de la plupart des chirurgiens.

2° *Recherche et exploration de la tumeur et de ses connexions.* — Quand le ventre est ouvert, il faut reconnaître l'existence de la tumeur, qui, parfois, n'a pu être reconnue à l'exploration indirecte [Kahn (8), Heinecke (9), Lauenstein (10),

(1) Rydygier. — *Deut. Zeits. f. Chir.*, 1881, Bd. XIV, Heft 3 et 4, p. 255.

(2) Mazzuchelli. — *Resecione gastro-duodenale per cancro.* Milano, 1885.

(3) Von Eiselsberg. — *Loc. cit.*, 1889.

(4) Rydygier. — *Volkmann's Samml.*, 1882.

(5) Ledderhose. — *Deutsch. Zeit. f. Chir.*, 1882, Bd. XVI, Heft 2 et 3, p. 260.

(6) Richter. — *The Lancet*, 1882, p. 289.

(7) Terrier et Hartmann. — *Loc. cit.*, p. 218.

(8) Hahn. — *Berlin. klin. Wochens.*, 14 décembre 1885, n° 50 et 51, p. 821 et 845.

(9) Von Kolb. — *Loc. cit.*, p. 18.

(10) Lauenstein. — *Congrès de Wiesbaden. Saint-Petersburg. med. Woch.*, 1889, n° 34, p. 301.

etc.]. Puis, il faut déterminer l'étendue de cette tumeur, voir si elle est adhérente ou non, et, par suite, si on peut opérer malgré ces adhérences, ou si elles contre-indiquent la gastrectomie ; enfin, on doit examiner les organes voisins, au point de vue de métastases possibles dans les viscères ou dans les ganglions. Ce n'est qu'après ces diverses recherches qu'on pourra poser les indications et les contre-indications de l'intervention.

L'examen de la face antérieure de la tumeur et de ses bords est facile ; mais il n'en est pas ainsi quand il faut examiner sa partie postérieure : examen indispensable, cependant, car, en arrière du pylore, se trouve la zone dangereuse. Il faut, pour connaître les connexions postérieures de la tumeur, ouvrir l'arrière-cavité des épiploons, en faisant une double brèche dans les ligaments péritonéaux qui la ferment en avant.

D'après von Hacker (1), il serait utile d'inciser ces ligaments dans un espace vasculaire perpendiculairement aux courbures de l'estomac, et de faire de même une ouverture dans l'épiploon gastro-hépatique, de manière à pouvoir pénétrer avec le doigt dans l'arrière-cavité des épiploons, afin de voir s'il existe des adhérences entre la face postérieure de l'estomac et le pancréas, d'en étudier le volume et la résistance. On peut, en même

(1) Von Hacker. — *Die Magenoperationen an Prof. Billroth's Klinik.* Wien, 1886.

temps, juger ainsi de l'état des ganglions prévertébraux, de ceux qui sont placés près de la tête du pancréas.

Il y a eu, cependant, des cas où, malgré l'exploration la plus minutieuse, des connexions profondes de la tumeur ont passé inaperçues. M. Routier (1), Czerny (2), Jurié (3), Lücke (4), Eiselsberg (5) et Defontaine (6) ont rapporté des cas semblables.

L'importance de ces explorations ne peut échapper, car d'elles dépendra la décision que le chirurgien devra prendre. Suivant le résultat de l'examen des parties, on fera une simple laparotomie explorative sans gravité, ainsi que le démontrent les résultats apportés par Billroth (7), Rupprecht (8), Augustus C. Bernays (de Saint-Louis) (9), J. Link (de Lemberg) (10), Tuffier (11),

(1) Jonnesco. — *Loc. cit.*, p. 557.
(2) Czerny. — LXIIe *Congrès des Naturalistes allemands.*, *Centralbl. f. Chir.*, 1889, no 51, p. 924.
(3) Jurié. — *Wien. med. Wochens.*, 1881, no 53, p. 649.
(4) G. Ledderhose. — *Loc. cit.*, 1882.
(5) Eiselsberg. — *Arch. f. klin. Chir.*, Berlin, 1886 fasc. 4, p. 784.
(6) Defontaine. — *Extirpation du cancer de l'estomac. Archives provinciales de Chirurgie*, Paris, 1892, p. 77.
(7) Billroth. — *XIe Congrès de la Société allemande de Chirurgie. Berlin. Klin. Woch.*, 17 juillet 1882, no 29, p. 455.
(8) Rupprecht. — *Langenbeck's Arch.*, 1889, Bd. XXIX, Het. 1.
(9) A. C. Bernays. — *Annals of Surgery*, 1887, vol. VI p. 449.
(10) J. Link. — *Wien. med. Wochens.*, 1887, no 54, p. 1734.
(11) J. Belin. — *Adenopathie externe à distance dans le cancer viscéral*. Thèse de Paris, 1888, p. 70.

Czerny, Krönlein, Schœnbern (1), F. May (2), etc... ; ou bien, on pratiquera la gastro-entérostomie ; ou enfin on aura recours à l'extirpation totale ou partielle de l'estomac.

3° *Isolement de la tumeur.* — Prenons pour exemple l'opération que l'on pratique le plus souvent : la *Pylorectomie.*

Il faut, pour isoler la tumeur, séparer le pylore de ses attaches normales et pathologiques. Tout en la libérant, on attire la tumeur vers la plaie abdominale. Pour cela, certains chirurgiens se servent de pinces à dents courtes et à mors un peu larges ; d'autres, pour ne pas risquer de déchirer la tumeur, ne l'attirent qu'avec les doigts : procédé qui est certainement le meilleur.

1° En général, on commence la séparation par le *grand épiploon.* Billroth sectionnait au bistouri les parties avasculaires de cet épiploon, et divisait au thermocautère, entre deux ligatures, les cordons vasculaires saisis par deux pinces hémostatiques. Rydygier arrache les parties avasculaires et coupe les autres au bistouri entre deux ligatures à l'aide d'une sonde cannelée. Lücke (3) isole des cordons de l'épiploon de l'épaisseur du doigt, et les coupe aux ciseaux entre deux ligatures. E. Kurg

(1) *Congrès des Naturalistes allemands de* 1889.
(2) F. May. — *Munch. med. Woch.*, 1890, n° 21.
(3) Ledderhose. — *Loc. cit.*, 1882.

(de Florence) (1), pour économiser du temps, place, du côté de la tumeur, des pinces à demeure, et fait des ligatures du côté opposé ; il emploie de petites pinces, dont on peut enlever la poignée, évitant ainsi d'être gêné par la présence de ces pinces.

Rawdon (de Liverpool) (2), après avoir pédiculisé les connexions épiploïques, les transperce et les lie par une ligature en chaîne, pour les sectionner ensuite. Enfin, d'autres opérateurs font, à l'aide d'une aiguille à sutures, plusieurs ligatures doubles, en masse, et coupent les parties isolées entre les ligatures.

2° On procède de même à l'égard du *petit épiploon*, en ayant soin de ne pas trop s'avancer du côté du duodénum, et de ne pas atteindre le pédicule hépatique. De plus, il est très important de ne séparer les épiploons que dans l'étendue de la région qu'on veut enlever ; autrement, la nutrition des parties serait exposée, et il pourrait se produire une gangrène consécutive et la désunion de la ligne de suture duodéno-stomacale, ainsi que l'ont prouvé les expériences de Madelung (3) et celles de Rydygier (4). Dans un cas rapporté par

(1) E. Kurg. — *Deutsch. med. Wochenschr.*, 15 décembre 1887, p. 1088.

(2) Rawdon. — *The Lancet*, 12 avril 1890, p. 800.

(3) Madelung. — *Verhand. der deuts. Gesellsch. f. Chir* 1881, p. 415.

(4) Rydygier. — *Berlin klin. Woch.*, 1881, n° 41.

von Eiselsberg (1), la mort survint à la suite d'une gangrène de l'antre du pylore, arrivée après une ligature de la gastro-duodénale et une résection des artères coronaires, droite et gauche. Pour éviter semblable accident, M. Hartmann (2), après avoir déterminé le point où doit porter la section de la paroi, place une ligature sur les vaisseaux qui suivent les courbures à 1 centimètre de ce point, du côté de la portion à réséquer, de telle sorte qu'après l'opération les vaisseaux coronaires débordent d'autant la tranche de la portion saine et en assurent la nutrition.

Quand la section des épiploons est achevée, on cherche, en tirant doucement, à attirer au dehors la région où siège la tumeur. En même temps, on garnit le champ opératoire de compresses aseptiques ou de lanières de gaze stérilisée.

3° *Mobilisation du Duodénum.* — Depuis quelque temps, on commence à comprendre les grands avantages que fournit dans la Gastrectomie la *mobilisation du duodénum.* Récemment Leriche (3) y a insisté d'une façon spéciale ; et nous ne croyons pouvoir mieux faire que de reproduire ici ce qu'il a dit.

(1) Von Eiselsberg; in Von Hacker. *Wiener klin. Woch.* 1895, n° 25 (Obs. 1).
(2) Terrier et Hartmann. — *Loc. cit.*, p. 221.
(3) *Rev. de Chir.*, 1906, t. II, p. 113.

« Pour réaliser cette mobilisation, il faut faire attirer fortement le foie en haut et le côlon en bas. Un billot sous les reins fait saillir les organes. On aperçoit ainsi assez facilement la seconde partie du duodénum. On raie alors, avec la pointe du bistouri, le péritoine duodénal sur son bord droit, juste sur l'intestin ou légèrement en dehors de lui ; et, avec les doigts, on essaie d'amorcer le clivage rétro-duodénal. La chose est facile. On va de la lèvre inférieure de l'hiatus de Winslow jusqu'au côlon transverse. Quand, par hasard, celui-ci remonte haut, quand l'angle sous-hépatique est fixé, et que le méso-côlon est court, on conduit son incision péritonéale jusque sur le bord droit du côlon ascendant, et on décolle, avec la même simplicité, côlon et duodénum tout à la fois.

D'ordinaire, en quelques coups de doigts, on arrive à glisser la main sous le duodénum, refoulant avec lui le pancréas y inclus. On peut aller ainsi, très rapidement, jusqu'à la ligne médiane et à l'aorte. Il est alors possible de faire pivoter tout l'axe duodénal autour d'un axe qui continue le pédicule biliaire du petit épiploon, et on a sous les yeux, presque hors du ventre, la face postérieure du duodénum, de la tête du pancréas et le cholédoque. D'ordinaire, celui-ci passe en une sorte de tunnel pancréatique. Parfois, il est très superficiel, simplement revêtu par un feuillet celluleux, qui n'est autre que la lame de Treitz en tout ou en partie.

Dans la profondeur, le plan de clivage est net, sans déchirure vasculaire. Deux fois seulement, sur 10 cadavres que j'ai examinés, j'ai trouvé, en bas, à hauteur de la corde colique, une veinule insignifiante, dans le feuillet celluleux postérieur. Le décollement se fait donc dans une lame absolument avasculaire. C'est ce qui explique sa facilité. Derrière cette lame, le doigt reconnaît aisément, intacts et protégés par elle, la veine cave, la veine rénale et le rein.

On voit facilement les avantages multiples de cette manœuvre : elle permet d'accentuer encore les tendances actuelles de la chirurgie biliaire à devenir de plus en plus canaliculaire, suivant le mot du professeur Terrier. Elle régularise la chirurgie du cholédoque, la rend méthodique et réglée, bref, de manœuvres cavitaires et aveugles, fait une chirurgie à œil ouvert qui rentre, par suite dans le plan de toute manœuvre abdominale ; elle est, d'autre part la clef de la chirurgie pancréatique (Desjardins). Enfin, en permettant d'attirer le duodénum, en dehors et sur la gauche, *elle extériorise la région sous-pylorique, et lui supprime cette fixation qui est le grand obstacle de la pylorectomie*. Pourtant, on ne l'a guère envisagée à ce dernier point de vue jusqu'à aujourd'hui. »

Pour synthétiser les faits, au point de vue gastrique, on peut trouver deux indications à la mobilisation duodénale : l'une, bien établie par Kocher, permet une utilisation plus fréquente de la gastro-duodénostomie sous-pylorique ; l'autre concerne la *résection*. A ce point de vue, en rendant le duodénum plus accessible, elle fera extirpables des tumeurs qui, au premier abord, paraissaient fixées, et d'autre part donnera plus de sécurité à l'intervention.

Avec les 2 ou 3 centimètres, au moins, qu'elle permet de gagner sur la droite, elle justifiera l'emploi plus fréquent, et dans de meilleures conditions, de l'abouchement termino-latéral de Kocher ; ou si, dans les lésions néoplasiques, l'on préfère, avec MM. Poncet et Delore, le deuxième procédé de Billroth, on pourra, grâce à cette manœuvre, faire des sutures plus faciles, sur un moignon duodénal extériorisé. L'intervention gagnera en rapidité et en sécurité.

La mobilisation du duodénum doit donc permettre d'abaisser encore la mortalité de la gastrectomie pour cancer. — A ce titre, elle mérite d'être systématiquement essayée.

4° *Adhérences.* — Fréquemment, la tumeur présente des adhérences pathologiques et le chirurgien se trouve en face de difficultés que je vais étudier, car, jusqu'ici, je n'ai envisagé qu'un cas simple.

A) En général, les *adhérences pariétales* sont aisées à détruire. Si elles sont cancéreuses et se compliquent d'une infiltration de la paroi abdominale antérieure, on doit réséquer cette paroi, comme l'ont fait Tredelenburg (1) et von Hacker (2) et moi-même.

B) Les adhérences les plus importantes sont les *adhérences viscérales*, qui, assez fréquemment, ont rendu l'intervention impossible. Elles sont épiploïques, hépatiques, pancréatiques ou intestinales.

1° Les *adhérences épiploïques* sont confondues avec les replis normaux : elles sont inflammatoires ou dues à l'envahissement par le cancer. Elles sont souvent très difficiles à séparer de la tumeur, à cause de leur étendue et de leur étroitesse. Dans deux cas, Kocher (3) se trouva en présence de ces difficultés.

2° *Adhérences hépatiques*. — Il est souvent très laborieux de séparer la tumeur adhérente au foie. C'est ainsi que Kocher (4) fut obligé d'enlever une partie du lobe gauche du foie; une abondante hémorragie se produisit, et le malade succomba dans les vingt-quatre heures.

(1) T. Neltzert. — *Loc. cit.*, 1889, p. 41 (Obs. II).
(2) Von Hacker. — *Winer klin. Wochen.*, 1892.
(3) B. Streit. — *Loc. cit.*, 1888.
(4) Kocher. — *Corresp. Bl. f. Sch. Aerzte*, 1er décembre 1888, n° 23, p. 565.

Billroth (1) enleva au thermocautère une languette du foie longue de 2 centimètres et large de 1 ; le sixième jour son malade mourut de péritonite. Actuellement, on ne détache les adhérences occupant la face inférieure du foie que si la chose paraît être très facile. Quand des adhérences, même intimes, se trouvent au bord antérieur de l'organe, le chirurgien peut réséquer le tissu hépatique ; il a recours alors à un des modes de ligatures en chaînes décrits par Pensky et Kousnetzoff, par Terrier et Auvray, etc.

Dans deux cas, on détacha des adhérences à la vésicule biliaire. Alsberg eut un succès (3) ; une opérée de Bogajewski mourut de péritonite au quatorzième jour (4).

3° Les *adhérences pancréatiques* sont très fréquentes. Beaucoup de chirurgiens sont d'avis qu'elles doivent contre-indiquer l'opération. Cependant, on peut parfois les libérer, sans qu'il y ait lésion du pancréas. Mais, comme elles peuvent être très vasculai[illegible], il faut les sectionner entre deux ligatures ou au thermocautère.

(1) Von Hacker. — *Die Magenoperationen, etc.*, Wien, 1886, p. 19 (Obs. V.).

(2) Kousnetzoff et Pensky. — *Sur la résection partielle du foie. Revue de Chirurgie*, Paris, 1896, t. XVI, p. 954 et 501. — Terrier et Auvray. *Les tumeurs du foie au point de vue chirurgical. Rev. de Chir.*, 1898, t. XVIII, 403 et 831.

(3) Alsberg. — *Münchener med. Woch.*, 1896, n° 50 et 51.

(4) Bogajewski. — Analyse in *Centr. f. Chir.*, Leipzig, 1894, p. 382.

Fréquemment, la tumeur ne peut être extirpée que si on attaque le tissu glandulaire. Le suc pancréatique peut faire issue : ce qui, selon certains, déterminerait une péritonite fatale, complication niée par Terrier et Hartmann (1). Mais, ce qui est grave, c'est l'hémorragie interstitielle du parenchyme glandulaire, qui se produit alors. L'hémostase est très difficile dans ce cas, même si on se sert du thermocautère. Un malade de Billroth succomba ainsi (2). On a vu de profondes blessures du pancréas ; Lücke (3), Bardenheuer (4), Berns (d'Utrecht) (5), Billroth (6), en ont publié des observations, ainsi que Reynier (7). En semblable cas, il faut souvent s'abstenir d'opérer.

Dans quelques faits, on ne parvint à libérer la tumeur qu'en enlevant une partie du pancréas, ainsi que le firent Obalinski (8) et Jurié (9). Le malade du premier guérit ; celui de Jurié succomba. Billroth (10) perdit un opéré, qui eut une

(1) Terrier et Hartmann. — *Loc. cit.*, p. 223.
(2) Von Eiselsberg. — *Loc. cit.*, 1889 (Obs. X.).
(3) Leddherhose. — *Loc. cit.*, 1882.
(4) Bardenheuer. — *Centr. f. Chir.*, 1882, n° 45.
(5) Berns. — *Wien. med. Woch.*, 1881, n° 50.
(6) Von Eiselsberg. — *Loc. cit.*, 1889 (Obs. VI).
(7) Reynier. — *Gazette des hôpitaux*, 1890, n° 126, p. 1166.
(8) Obalinski et Jaworski. — *Wien. klin. Wochenschr*, 1887, n° 5, p. 85.
(9) Jurié. — *Wien. med. Wochens*, 1881, n° 23.
(10) Billroth. — *Centralbl. f. Chir.*, 1882, n° 21. — Von Hacker. *Loc. cit.*, p. 46.

péritonite après résection de la tête du pancréas. Socin (1), enleva la tête du pancréas, blessa l'artère gastro-duodénale, et lia l'artère hépatique ; six heures après, le malade mourut.

On voit, par ces exemples, combien de difficultés causent les adhérences pancréatiques, difficultés telles que, souvent, l'intervention est contre-indiquée.

H. Hartmann (2) recouvre la portion de pancréas dénudée par du tissu emprunté à l'arrière-cavité des épiploons, « ne laissant ainsi « aucune surface dépourvue de péritoine dans le champ opératoire ».

4° Les *adhérences intestinales* portent parfois sur le gros intestin. Celles-ci sont rares. H. Tillmann (de Leipzig) (3), et Girardo Bigi (de Perugia) (4), en ont rapporté chacun un cas. On vint facilement à bout des adhérences ; mais les malades moururent vite, dont une de diarrhée profuse (Bigi).

Les adhérences avec le côlon transverse ou avec son mésocôlon sont très importantes, car elles sont fréquentes et graves. Elles peuvent être assez aisément détruites, ou dépendre d'une extension

(1) Socin. — *Corresp. Bl. f. Schw. Aerzte*, 1884, n° 21, p. 513.

(2) Terrier et Hartmann. — *Loc. cit.*, p. 224.

(3) H. Tillmann. — *Berlin. klin. Wochens.*, 21 août 1882, n° 34 p. 530.

(4) G. Bigi. — *Raccoglitore medico*, 30 novembre 1882, n° 20, p. 464.

du cancer au côlon, extension entraînant une union indestructible des deux organes. En semblable circonstance, on résèque le segment d'intestin envahi par la tumeur. Socin (1), après une semblable intervention, a vu son malade succomber, par péritonite purulente, le deuxième jour; un opéré d'Heinecke (2) mourut de gangrène du côlon. Un opéré de Kocher guérit, on lui avait réséqué 20 centimètres d'intestin gangrené.

Plus fréquemment, on se trouve en présence d'adhérences inflammatoires, plus facilement destructibles, mais dont la libération n'est pas sans danger. Rydygier (3), Schramn (4), Heinecke (5), ont obtenu des succès. Mais Molita (6), Czerny (7), Küster (8), Hans Schmid (de Stettin (9)), ont perdu des opérés par gangrène consécutive de la portion correspondante du côlon et péritonite. D'un autre côté, Wölfler (10), P. S. Pernan (11), Billroth (12),

(1) A. Socin, K. Hagenbach et C. Hagler. — *Jahresbericht ueber die chirurgische Abtheilung des Spital zur Basel*, 1888, Basel, 1889, p. 222.

(2) Hermann von Kolb. — *Loc. cit.*, p. 16 (Obs. IV).

(3) Rydygier. — *Deuts. Zeits f. Chir.*, 1885, Bd. XXI, p. 546.

(4) Schmann. — *Centralbl. f. Chir.*, 19 mars 1887, nº 12, p. 219.

(5) Hermann von Kolb. — *Loc. cit.*, p. 17. (Obs. VI).

(6) Geutsch. — *Langenbeck's Archiv.*, 1883, Bd. XXIX, Heft. 3.

(7) Czerny. — *Wien. med. Wochens*, 1884, nºˢ 17, 18 et 19 p. 491.

(8) Küster. — *Centralbl. f. Chir.*, 1884, nº 45.

(9) H. Schmid. — *Centralbl. f. Chir.*, 1890, nº 1, p. 18.

(10) Von Hacker. — *Loc. cit.*, 1886, p. 24 (Obs. XIV).

(11) P. S. Pernan. — *Centralbl. f. Chir.*, 1890, nº 10, p. 750.

(12) Von Hacker. — *Loc. cit.*, 1886, p. 24 (Obs. XIV).

Heinecke (1), ont eu des cas de mort rapide, par collapsus, par péritonite.

La gangrène du côlon est la cause la plus fréquente de décès; elle résulte de la lésion des vaisseaux nourriciers de l'intestin. Litten et Conheim, Madelung (2), Bydygier (3), ont démontré que, lorsque le mésentère est détaché de l'intestin, sur une étendue de 10 à 15 centimètres, il se produit toujours (Madelung), ou souvent (Rydygier), une gangrène de l'anse intestinale correspondante. Dans des expériences postérieures, Rydygier démontre que, si le méso est séparé de l'intestin intact tout près de ce dernier, même sur une petite étendue, la gangrène est fatale. Si le détachement est fait plus loin de l'intestin, l'apparition de la gangrène dépendra de l'étendue de la séparation.

C. Orechia et G. B. Chiavella (4) estiment qu'on peut sectionner le méso, sans inconvénient, sur une longueur de 9 centimètres. Quoi qu'il en soit, la gangrène du côlon est tellement à redouter que Lauenstein (5) et Czerny (6) ont conseillé la résection du côlon détaché, qui est indiqué, dit Hartmann (7), quand, après détachement des adhéren-

(1) H. Von Kolb. — *Loc. cit.*, 1887, p. 23 (Obs. IX).
(2) Madelung. — *Loc. cit.*
(3) Rydygier. — *Berl. klin. Wochens.*, 1881, n° 41.
(4) C. Orechia et G. B. Chiavella. — *Centralbl. f. Chir.*, 26 juin 1889, n° 4, p. 71.
(5) Lauenstein. — *Centralbl. f. Chir.*, 1882, n° 9, p. 137.
(6) Czerny. — *Wiener. med. Wochens.*, 1884, n° 17, 18 et 19.
(7) Terrier et Hartmann. — *Loc. cit.*, p. 225.

ces du mésocôlon, l'intestin reste pâle, affaissé, sans mouvements péristaltiques. Quand les adhérences sont reconnues à temps, il vaut encore mieux ne faire qu'une opération palliative.

Dans le cas de cancers étendus aux organes voisins (côlon transverse, grand épiploon, foie, pancréas),on en a parfois tenté l'extirpation. Baïkoff (1) a enlevé un cancer infiltré dans le petit épiploon ; Kocher, Billroth ont réséqué une partie du foie; C. J. de Rossander (de Stockolm) (2) a enlevé, dans le tissu pancréatique, une tumeur du volume d'une petite lentille. Mais, en général, ces hardies interventions ont abouti à des échecs.

5° *Extirpation des ganglions dégénérés.* — Ces ganglions doivent être enlevés : ce qui est facile pour ceux qui sont situés le long des courbures de l'estomac, mais difficile pour ceux qui sont logés profondément en arrière, dans une région dangereuse, où les accidents (hémorragies) sont fréquents. Les ganglions rétro-péritonéaux ne sont découverts qu'à l'autopsie.

6° *Excision de la tumeur.* — a) *Occlusion.* — Quand on a extériorisé la tumeur et qu'on a, à l'aide de compresses stérilisées, limité le champ opératoire, il faut procéder à l'occlusion de l'es-

(1) Baïkoff. — *Vratch.*, 1883, vol. IV, n° 7, p. 123.
(2) Rossander. — *Centralbl. f. Chir.*, 1er février 1899, n° 5, p. 102.

tomac et de l'intestin, afin que les matières qu'ils contiennent ne viennent pas souiller et infecter le champ opératoire.

Péan et Billroth n'avaient recours qu'à l'occlusion manuelle, faite par deux aides, un pour l'estomac, et l'autre pour l'intestin. Plus tard, on se servit d'instruments compresseurs, tels que ceux de Hahn et de Billroth.

D'autres chirurgiens, craignant que ces instruments métalliques entraînent des lésions, construisirent des compresseurs, formés d'une tige métallique et d'un tube de caoutchouc (Wehr, Heinecke, etc.).

On a employé beaucoup le compresseur de Rydygier, formé de tiges de fer aplaties, ayant une longueur de 13 à 15 centimètres, et une largeur de trois quarts de centimètres, recouvertes de tubes de caoutchouc antiseptique, parallèles et réunies à leurs extrémités par un fil qui, fixé dans des échancrures situées au voisinage de l'extrémité des tiges, empêche tout glissement. Une des tiges est placée en arrière de l'estomac, l'autre en avant; puis on les réunit par deux fils de soie placés au voisinage de leurs extrémités et permettant de les rapprocher pour exercer la compression utile. On place le compresseur duodénal de la même manière. — Le compresseur de Czerny repose sur le même principe.

D'autres chirurgiens se servent simplement de

pinces (Lücke), Gussenbauer et Küster ont imaginé des pinces à crémaillère, dont les mors peuvent se rapprocher parallèlement. Reynier a employé des pinces à pédicule, à mors recouverts de caoutchouc. De même, Randolphe Winslow (de Baltimore) (1). Hartmann (2) a fait construire des pinces sur le modèle des pinces à pression élastique de Doyen; il a remplacé le modèle curviligne par un modèle droit. Enfin, on s'est parfois contenté de pratiquer l'occlusion par une ligature. Péan, Czerny, Hans Schmid (de Stettin) (3), H. G. Rawdon (de Liverpool) (4), ont employé la ligature avec un tube de caoutchouc. La ligature à l'aide d'un gros fil de soie antiseptique, proposée par Schede (de Hambourg), a été employée, surtout pour l'occlusion du duodénum, par Kocher (5), Schede (6), Bardenheuer (7), Kitagewski (8), Billroth (9), Zanaboni (de Corregliano) (10), eut recours à une tresse de soie phéniquée. Billroth (11) employa une

(1) R. Winslow. — *The amer. Journal of. med. Sc.*, 1884, t. LXXXVIII, p. 446.
(2) Terrier et Hartmann. — *Loc. cit.*, p. 229.
(3) H. Schmid. — *Centralbl. f. Chir.*, 14 janv. 1890, n° 1, p. 18.
(4) H. G. Rawdon. — *The Lancet*, 12 avril 1890, p. 800.
(5) B. Streit. *Loc. cit.*, — 1888.
(6) Schede. *Centralbl. f. Chir.*, — 1886. p. 221.
(7) Bardenheuer. — *Die Drainirung der Peritonealhöhle*, Stuttgard, 1881.
(8) Kitagewski. — *Centralbl. f. Chir.*, 1881, p. 49.
(9) Eiselsberg. — *Loc. cit.*, 1889.
(10) Zanaboni. — *Raccoglitore medico*, 10 déc. 1883, p. 620.
(11) Von Eiselsberg. — *Loc. cit.*, 1889.

lanière de gaze iodoformée, ainsi que ses élèves Wölfler et von Eiselsberg.

On a beaucoup discuté sur ces divers procédés. Mais, quelque soit celui qu'on emploie, il est nécessaire, avant de clore l'estomac et l'intestin, de vider par des pressions douces le segment qu'on résèque.

Pour n'avoir pas d'écoulement de liquide, il est bon de fermer par des pinces les deux bouts de la partie à enlever. Quant aux ligatures, certains chirurgiens leur reprochent de ramasser en paquet les tuniques de l'estomac et de ne pas les présenter étalées, c'est-à-dire bien disposées pour le placement des sutures.

L'*occlusion manuelle* présente des inconvénients indiscutables; que l'aide se fatigue, ait un moment d'inattention, et le contenu gastro-duodénal se répand au dehors et infecte le champ opératoire. Le clamp de Rydygier peut être difficile à appliquer, si l'estomac ou le duodénum ne peuvent pas être attirés facilement en dehors de l'abdomen; il peut gêner au moment où l'on applique les sutures; il dispose même aux hémorragies secondaires.

Quant aux *pinces*, on a prétendu qu'elles exposaient à la gangrène et aux hémorragies entre les tuniques de l'estomac après leur ablation; mais aucune observation n'est venue apporter une preuve à cette vue, purement théorique. Elles constituent, en réalité, un *excellent* moyen d'occlusion. Sur l'estomac, une pince embrassera la grande courbure, et une autre la petite courbure ; l'extrémité de la seconde dépassera l'extrémité de la première, assurant ainsi une occlusion absolue. On les introduit par des boutonnières pratiquées dans les espaces vasculaires du grand et du petit épiploon ; il faut avoir soin de les placer de suite au bon endroit (*Fig.* 5).

b) *Section des parties.* — Cette section doit être pratiquée en tissu sain, à environ 3 centimètres du mal, ainsi que le conseille Czerny.

On se souviendra que le cancer pylorique a toujours des tendances à s'étendre du côté de l'estomac.

En ce qui concerne l'incision, on a eu recours à divers procédés, que je me bornerai à citer; leur étude détaillée m'entraînerait à dépasser de beaucoup les limites de ce travail. Wehr (1) a préconisé l'incision oblique ovalaire (Duodénum taillé très obliquement de haut en bas et de droite à gauche). Billroth (2), après avoir employé deux fois l'incision verticale, l'a abandonnée. On a proposé trois sortes d'incisions obliques : *a.* Incision de Rydygier (3), oblique-angulaire de l'estomac et

(1) V. Wehr. — *Deuts. Zeits. f. Chir.*, 1882, Bd. XVII, p. 93.
(2) Wölfler. — *Loc. cit.*, 1881.
(3) Rydygier. — *Deuts. Zeits. f. Chir.*, 1885, Bd. XXI, 546.

verticale du duodénum; *b.* Incision de Billroth, oblique droite de l'estomac et du duodénum (1); *c.* Incision de Wölfler, incision en ligne brisée de l'estomac, verticale du duodénum.

Pour ne pas laisser des parties de muqueuses dégénérées, en conservant cependant une étendue aussi importante que possible des tuniques musculaires, on a employé divers moyens : section complète du canal, et résection d'une collerette de muqueuse (Kappeler); incision isolée de la séro-musculeuse, puis décollement de la muqueuse sur une étendue d'un pouce; et, enfin, section de cette dernière, aussi loin qu'il est possible (J. A. Adam) (2). Kümmer (3) a renouvelé la résection sous-muqueuse. — Actuellement, on sectionne directement les parois (*Fig.* 4). Lauenstein et Kocher conseillent de commencer la section par le côté duodénal.

En réalité, il paraît difficile de fixer, à ce sujet, des règles absolues, car il faut tenir compte et de l'étendue du cancer ou de la tumeur, et de la position qu'ils occupent. La réalité, ici comme en beaucoup d'autres circonstances, mettra souvent la théorie en défaut. Le parti le meilleur à prendre

(1) Wölfler. — *Loc. cit.*, 1881.
(2) Adam (J. A.). — *Glasgow med. Journ.*, 1896, t. XLV, p. 114.
(3) Kümmer. — *Arch. f. klin Chir.*, Berlin, 1895, t. XLII, p. 531.

est de commencer la section par la partie la plus accessible (côté gastrique ou côté duodénal).

c) *Lavages.* — Une question se pose, tout d'abord. Doit-on, avant de faire les sutures, vider et nettoyer la cavité gastrique? Billroth, Nicolaysen, Wolfler, lavaient la cavité de l'estomac, après l'avoir incisé, avec de l'eau tiède; Burns employait une solution salicylée. Trendelenburg (1) pratiquait une petite incision à la paroi antérieure de l'estomac, près de la grande courbure, en faisant sortir le contenu et lavait la cavité gastrique. Péan (2) évacuait l'estomac à l'aide d'un trocart; Superno (3) en aspirait le contenu et nettoyait la cavité avec des éponges montées. M. Chaput (4) emploie ce dernier procédé.

Théoriquement, il peut y avoir des raisons pour soutenir l'utilité de ces lavages; dans la pratique, il est à craindre qu'entraînant des liquides renfermés dans l'estomac, ils ne contaminent le péritoine.

En réalité, on ne les emploie plus.

(1) Th. Neitzert. — *Loc. cit.*, 1888.

(2) Péan. — *Diagnostic et traitement des tumeurs de l'abdomen*, Paris, 1888, p. 517.

(3) Superno. — *Raccoglitore medico*, 28 août 1883, n° 10, p. 163.

(4) Chaput. — *De la pylorectomie. Flandre médicale*, Gand, 1894, t. I, p. 241.

7° *Sutures.* — Le plus souvent la suture est faite à la soie et rarement au catgut seul. On a employé divers modes de sutures : la suture interrompue ; une rangée de sutures de Lembert ; la suture continue (une seule rangée de séreuse ; deux étages, un muqueux, un musculo-séreux ; trois étages : muqueux, musculo-séreux, et séreux); la suture combinée.

On a employé aussi le bouton dans la pylorectomie (Kocher, Carle, Kümmer, Schede, etc.).

Maunsell a conseillé son procédé de suture intestinale par invagination, et Doyen son procédé de l'écrasement.

Je donne la préférence à la suture de fil à la Lembert ; et je n'emploie aucun bouton.

8° *Replacement des viscères dans la cavité abdominale.* — Quand on a terminé les sutures, on essuie les parties avec de la gaze stérilisée; on les met en place ; et on ferme l'abdomen. — Le *drainage* n'est plus employé que s'il existe des surfaces suintantes étendues, surtout si la tête du pancréas a été blessée.

4° Traitement post-opératoire. — Il faut, avant tout, éviter le shock et le collapsus. Pour cela, on enveloppe le malade de linges chauds ; on lui fait des injections d'éther, de caféine. On a donné des lavements de vin et de camphre (Rydygier) ; on a fait la transfusion (Péan). On a conseillé des lavements de thé, de café. Roux a ajouté aux lavements de camphre de la teinture de musc et de la strychnine. Actuellement, on procède à des injections abondantes et répétées de sérum physiologique.

Jadis, on ne nourrissait les gastrectomisés qu'avec les plus grandes réserves ; on craignait que l'ingestion des aliments ne provoquât la rupture des lignes de sutures. Mais, en procédant ainsi on arrivait parfois à laisser mourir de faim les opérés !

Aujourd'hui, depuis les remarques de Roux (de Lausanne), de Pantaloni, etc., on ne procède plus ainsi. On s'efforce d'alimenter les malades le plus tôt possible.

Les chirurgiens n'hésitent pas à permettre l'ingestion des divers aliments dès le deuxième et le troisième jour, car, à ce moment, les surfaces séreuses sont déjà très adhérentes.

Ehrlich (1) a recommandé le régime suivant : 1er jour : thé, vin rouge, soupe même ; 2e jour, bouillon avec cervelle de veau, après lavage préalable de l'estomac si besoin est. Les jours suivants : viande blanche bouillie et hachée, bœuf haché, purée de pommes de terre, jambon cru haché, œuf à la coque avec mouillettes.

(1) *Rev. fr. méd. et Chir.*, 1905, p. 761.

Le 7e jour : régime ordinaire, mais composé d'aliments de digestion facile.

Il importe d'alimenter le malade le plus promptement possible. Dans certains cas, cependant, il est des chirurgiens qui ne donnent pas de nourriture (Bœckel). Roux, dès le lendemain de l'opération, donne à ses malades ce qu'ils désirent. Billroth leur fait sucer un peu de glace, et leur donne des lavements de peptone, de vin chaud, de bière; puis du rhum, du cognac, du lait par la bouche ; au bout de huit jours, il permettait du hachis, des œufs, des cervelles. — Le mieux est de donner des lavements nutritifs pendant les premières vingt-quatre heures, et commencer l'alimentation par la bouche, quand la période de vomissements chloroformiqués est passée. On peut alors donner du bouillon, du lait coupé d'eau de Vichy; on y ajoute souvent du grog et du champagne. La dose de liquide est augmentée peu à peu; et on arrive ainsi à donner vers le septième jour, de la nourriture plus solide, telle que du poulet haché, tout en continuant le bouillon et le lait. En général, les aliments les plus divers sont tolérés et digérés, vers la troisième semaine.

Il arrive que l'alimentation précoce est difficile, par suite de la persistance des vomissements chloroformiques, ou de l'atonie gastrique. L'opéré ressent alors de la pesanteur d'estomac; il a des éructations, des régurgitations, et même des vomissements; la langue est sèche, l'état général mauvais. Il faut alors faire un lavage rapide de l'estomac, lavage qui peut être répété plusieurs fois. Korastie, Kocher, Manteuffel ont vu les vomissements cesser, quand le malade se couchait sur le côté droit.

Enfin, il faut avec le plus grand soin surveiller l'appareil pleuro-pulmonaire et cardiaque.

# CHAPITRE V.

## MANUEL OPÉRATOIRE DES DIVERSES GASTRECTOMIES. TECHNIQUE SPÉCIALE.

### I. — Pylorectomie et Résection pyloro-gastrique.

Nous ne décrirons pas ici, par le détail, tous les procédés opératoires connus de pylorectomie. Cela nous entraînerait beaucoup trop loin. D'ailleurs, beaucoup de ces méthodes n'ont pas de réel intérêt, en tant qu'interventions spéciales pour lésions bénignes ou malignes.

Rappelons seulement qu'une fois l'extirpation du pylore pratiquée, on peut terminer l'opération de différentes manières, qu'on peut ainsi classer : 1° *Anastomose termino-terminale*, dans laquelle on suture directement le duodénum à l'estomac. L'incision, dans ce cas, a pu être : simple (oblique ou perpendiculaire à l'axe) ou multiple. C'est le procédé primitif (Billroth). — 2° *Anastomose termino-latérale : a*) Dans ce procédé, on ferme complètement le bout stomacal et implante le bout duodénal sur la paroi de l'estomac (Procédé de

Kocher). *b*) On connaît aussi l'intervention inverse, c'est-à-dire avec fermeture du duodénum et implantation de l'estomac dans le jéjunum (von Hacker, Doyen) ; cette dernière méthode est la moins bonne de toutes. — 3° *Anastomose latérale*, dans laquelle on ferme les deux bouts, gastrique et duodénal, et termine par une gastro-entérostomie quelconque. Cette gastro-entérostomie peut d'ailleurs être latérale ou ypsiliforme, et être exécutée par l'un des procédés nombreux recommandés pour cette opération.

### A. — Pylorectomie en un seul temps.

1° *Pyloro-gastrectomie pour Cancer* (Pr. de Poncet). — Nous avons décrit la pylorectomie typique. Mais, dans la plupart des cas, l'estomac étant malade, il faut enlever aussi une partie de cette organe ; et c'est là l'intervention aujourd'hui classique des maladies de cancer du pylore.

L'opération idéale comporte les temps suivants, une fois le ventre ouvert et l'ablation décidée.

1° Ligature de la coronaire, au-dessus des ganglions qui la longent et de sa bifurcation ; ligature de la gastro-épiploïque au milieu de la grande courbure (*Fig.* 9, *a*, *b*).

2° Section de l'estomac entre deux pinces à mors élastiques, la section comprenant toujours toute la petite courbure (*Fig.* 9), et rabattement sur la droite du segment pylorique.

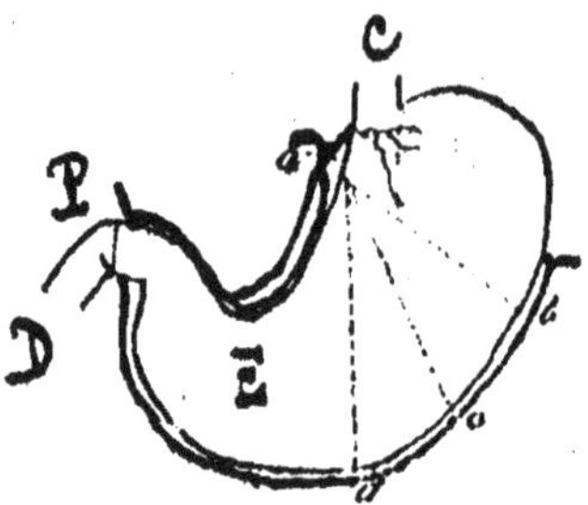


*Fig.* 4. — Schéma des sections pratiquées sur l'estomac, lors de Gastrectomie (D'après Paterson et Leriche).

*Légende* : *a*, origine de la *coronaire*; *b*, point extrême de la ligature de la gastro-épiploïque; *a d*, section d'Hartmann; *a c*, section de Mikulicz; *a b*, section de Mayo.

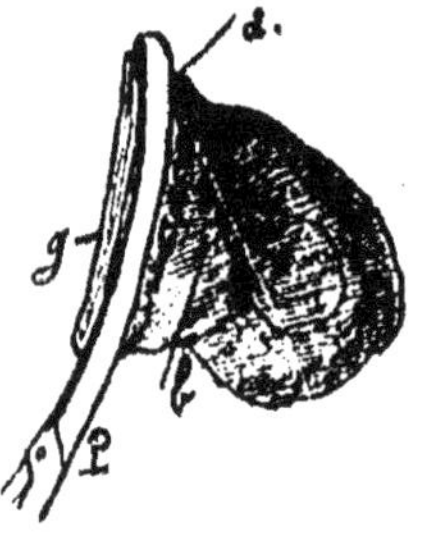


*Fig.* 5. — Suture en arrière de la pince (D'après Kocher et Leriche).

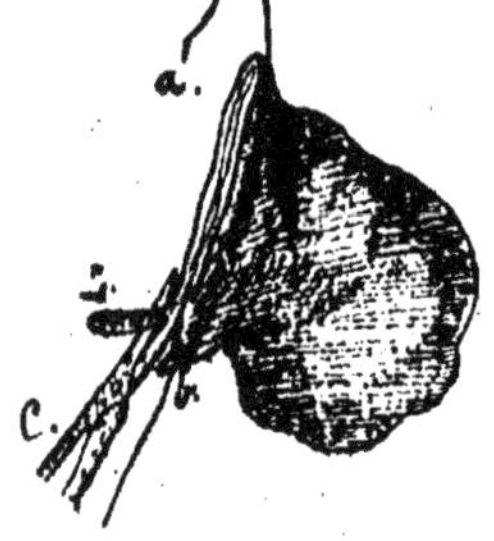


*Fig.* 6. — Recoupe après le premier surjet, la pince enlevée (D'après Kocher et Leriche).

3° Suture immédiate du bout cardiaque par un double surjet (*Fig.* 10 et 11).

4° Dénudation et ligature de la gastro-duodénale dans le sillon duodéno-pancréatique et ligature de la pylorique à son arrivée sur la petite courbure (*Fig.* 12, *a*).

5° Section du duodénum entre deux pinces.

6° Rétablissement de la continuité gastro-intestinale (*Fig.* 13 et 14).

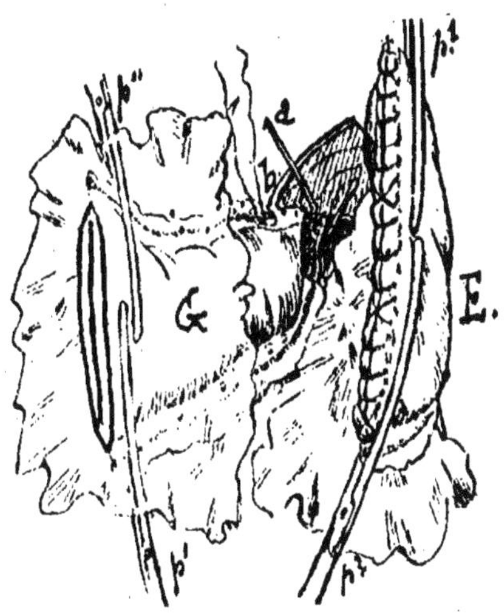


*Fig.* 7. — L'estomac enfoui sous des compresses est rabattu à droite. Le moignon cardiaque suturé, une compresse protège l'arrière cavité ; le tronc gastro-duodénal est dénudé, et la pylorique liée (D'après Leriche).

Ce procédé, indiqué en 1900 par Hartmann, a été décrit par lui dans ses *Leçons de chirurgie gastro-intestinale*, adopté par Kocher, par les frères Mayo, par Poncet, et décrit par Leriche en 1906.

Guibé, dans le livre des Prosecteurs, lui a consacré quelques figures. En France, cependant, il commence à peine à se vulgariser.

II. Anastomose consécutive. — 1° *Anastomose terminale.* — Rien ainsi n'est changé à la disposition anatomique des organes. On opéra de la sorte jusqu'en février 1890, date à laquelle Kocher pratiqua la première gastro-duodénostomie. En effet, jusque-là, ce mode d'anastomose un peu pri-

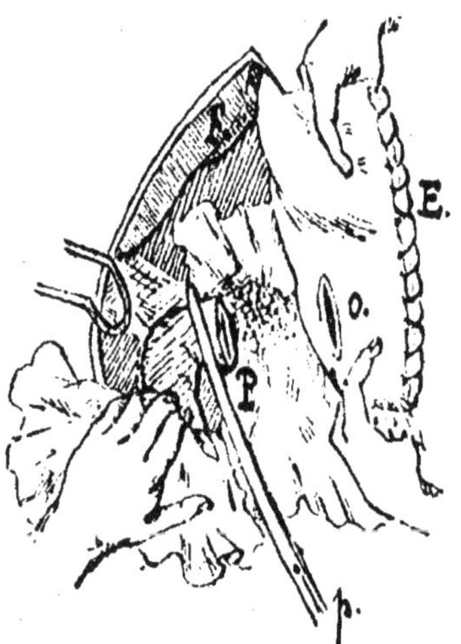


*Fig.* 8. — Pyloro-gastrectomie, avec *anastomose* de Kocher à la face postérieure [D'après Leriche]. — L'anastomose gastro-duodénale de Kocher est décidée, et son emplacement est indiqué par l'*incision stomacale*, O. On refoule en bas le colon. On incise le péritoine duodenal, pour basculer le *duodenum.* L'arrière-cavité est garnie de compresses sus-jacentes au pancréas, P ; *p*, pince ; E, estomac ; F, foie.

mitif fut toujours employé. Mikulicz, Kappeler, Hahn ont usé de ce procédé ; Krönlein (1), en particulier, le préconise encore.

(1) Krönlein. — *Beitr. z. klin. Chir.*, Tübingen, 1896, t. XVII, p. 311.

Après avoir excisé la tumeur, on réunit bout à bout, l'une à l'autre, les sections stomacale et duodénale par des sutures circulaires ininterrompues à la manière ordinaire (suture séreuse postérieure, muqueuse postérieure, muqueuse antérieure, et séreuse antérieure), en terminant chaque anneau

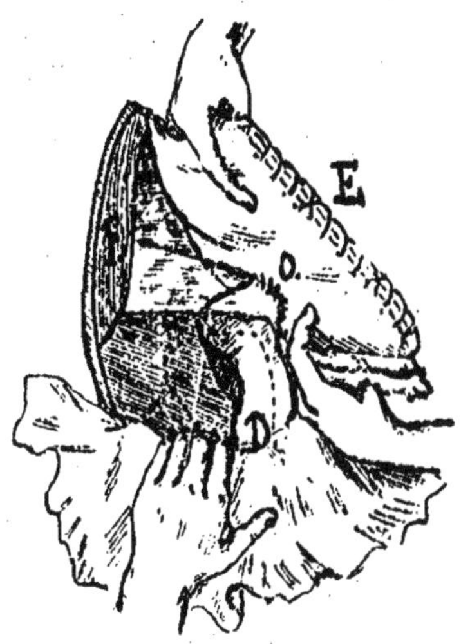


*Fig.* 9. — Pyloro-gastrectomie, avec l'anastomose gastro-duodénale. O, de Kocher, qui est terminée, grâce à la mobilisation du duodenum, D. — Le pointillé marque la surface de décollement; le quadrillage indique la face postérieure de la tête du pancréas; F, Foie; E, Estomac (D'après Leriche).

de suture avec la même aiguille et le même fil. Ensuite, on réunit le bout de la suture circulaire séreuse dans l'angle de suture, avec le long bout de la suture séreuse d'occlusion, et, à cet endroit, on renforce la suture par plusieurs points de sutures séparés, de façon à ce que l'angle de suture soit absolument caché sous des surfaces séreuses réunies.

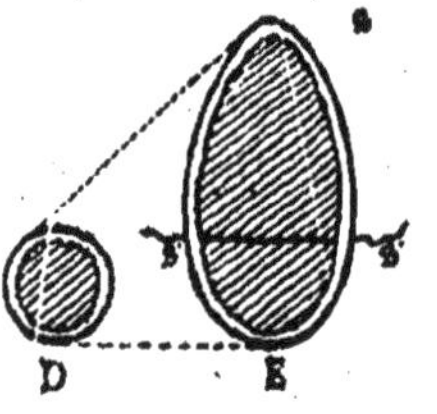


*Fig.* 10. — Parties à réunir dans la pylorectomie et partie stomacale à fermer. — *Légende* : D, duodénum ; E, estomac ; S', S, point de suture, indiquant où commence la fermeture de l'estomac [Doyen].

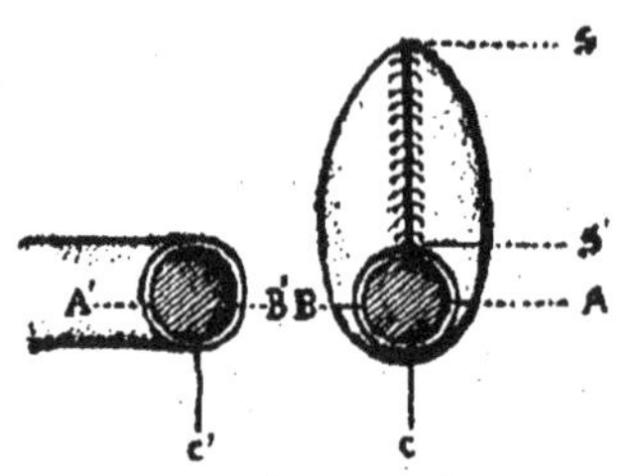


*Fig.* 11. — Partie stomacale qu'il faut fermer dans la pylorectomie. Fermeture réalisée. — *Légende* : S, S', suture gastrique terminée ; A' B' C', section duodénale à suturer à l'ouverture qui subsiste à l'estomac A B C [Doyen].

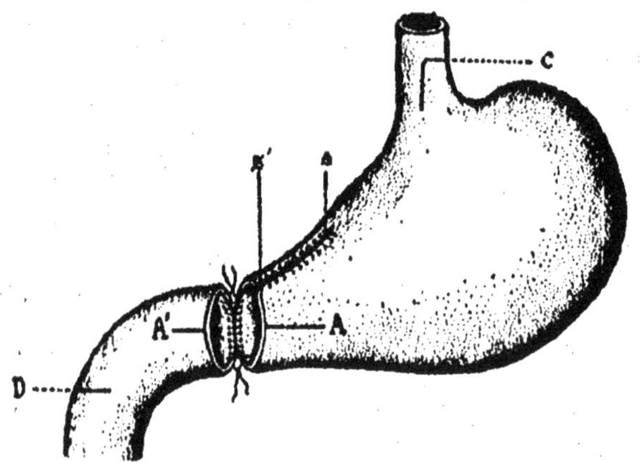


*Fig.* 12. — Pylorectomie en raquette en voie d'exécution. — *Légende* : C, cardia ; P, duodénum ; A A', sections gastrique et duodénale ; S, S', sutures du manche de la raquette [Doyen].

Quand Péan, Billroth, Rydygier, exécutèrent leurs premières résections, il leur parut que le moyen le plus rationnel était d'aboucher *directement* l'orifice duodénal à l'orifice stomacal, rétréci

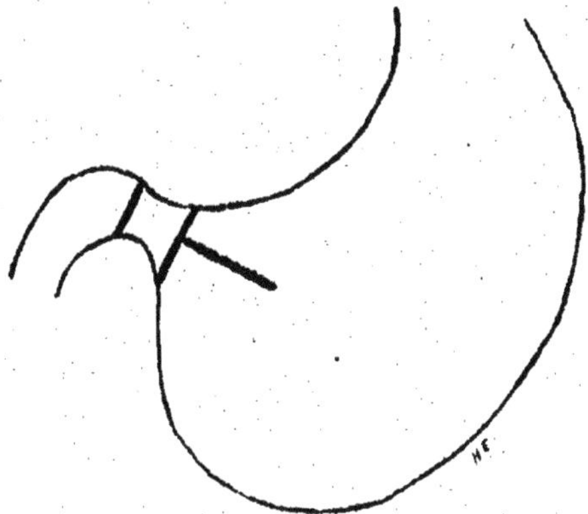

*Fig.* 13. — Technique de la résection pylorique : Incisions

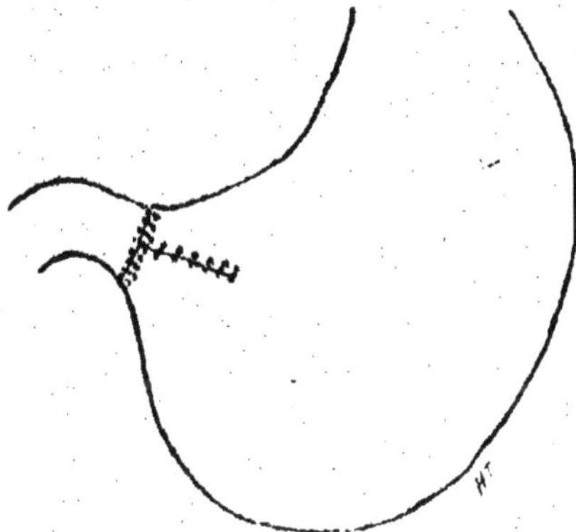

*Fig.* 14. — Technique de la résection pylorique : Sutures placées.

ou non, à l'aide d'une suture (*Fig.* 15 à 19). — Depuis, on l'a vu, on a trouvé mieux.

J'ai employé ce procédé opératoire, dès 1895, dans une intervention que j'ai pratiquée à Angers, et dont j'ai communiqué l'observation à l'*Académie de Médecine*, en 1897; mais je n'avais pas eu primitivement en vue la résection du pylore. Il s'agissait d'une *sténose cicatricielle* de cet organe, à la suite d'ingestion d'un liquide caustique (*Fig.* 18 et 19).

Tel est le procédé dit typique ou *Procédé de Billroth* (*1re manière*); mais il peut subir certaines modifications, suivant les cas.

Rappelons qu'entre les sections stomacale et duodénale, il existe une différence notable de calibre (*Fig.* 15). Pour la corriger, il faut faire une *section oblique* ou en biseau du côté duodénal. On a beaucoup discuté pour savoir en quel endroit il vaut mieux aboucher le duodénum. On a préconisé diverses manières de procéder. Von Wehr (1) a fait une incision oblique ovalaire; Billroth a eu recours à des incisions perpendiculaires, qu'il abandonna, plus tard, pour des incisions obliques (section en biseau).

Dans plusieurs opérations, il pratiqua même des sections sur le duodénum et sur l'estomac à la fois. Rydygier (2) a employé les incisions com-

(1) Von Wehr. — *Deutsch. Zeitschr. f. Chir.*, Leipzig, 1882, p. 93.
(2) Rydygier.— *Deutsche Gesellsch. f. Chir.*, Berlin, 1881, t. X, 2e partie, p. 28. — *Deutsch. Zeitschr. f. Chir.*, Leipzig, 1885, t. XXI, p. 546.

plexes (l'incision n'est jamais complète que du côté stomacal). Wölfler est d'avis de pratiquer, sur l'estomac, une *incision brisée*, quand on se trouve en présence de tumeurs, ayant pris une extension considérable sur les courbures, moindre sur les faces (1).

Ces différentes opérations exposent à la perforation de la ligne de suture, au point de rencontre de la suture d'occlusion et de la suture d'abouchement (2).

2° *Anastomose termino-latérale.* — En 1890, Kocher imagina le procédé de *gastro-duodénostomie*, qui porte son nom. Sa technique opératoire est la suivante. 1° Incision sur la ligne médiane de 10 à 15 centimètres, descendant plus ou moins au-dessous de l'ombilic. La cavité abdominale ouverte, la tumeur est attirée au dehors et ses limites exactement déterminées. On libère le

(1) On pourrait, dans la pylorectomie, recourir aux procédés qui ont été utilisés dans la résection iléo-cæcale, et qui ont été résumés par M. Jeannel (*Chirurgie de l'intestin*, Paris, 3e édit.).

Je me borne à rappeler le *pli de Billroth*, qui serait à exécuter sur l'estomac, pour en rétrécir la section ; puis en ce qui concerne le duodénum, dont il faudrait agrandir la surface de section, en dehors de la *section en biseau*, insuffisante évidemment en général ; la *fente de Madelung* ; la *méthode de Chaput*, etc. — A rapprocher deux autres procédés : l'*invagination* de Doyen et la *méthode de Maunsell*, etc., etc.

(2) Inutile d'ajouter qu'au lieu de recourir aux sutures on pourrait employer tous les *boutons* anastomiques préconisés (Murphy, etc.).

grand et le petit épiploon le long de la tumeur. On passe sous cette dernière de la gaze stérilisée. — 2° Les pinces à pression continue sont placées comme dans le procédé de Billroth précédemment décrit. La résection de la tumeur s'opère de la même façon. La tumeur enlevée, on essuie le contenu stomacal et l'on procède à l'hémostase. — 3° Fermeture de la plaie stomacale par une suture continue à la soie, comprenant les trois couches de l'estomac. La suture continue, profonde, est invaginée en dedans et la séreuse complètement et très exactement fermée par une seconde suture de Lembert, également continue. — 4° La face postérieure de l'estomac est mise en contact avec le duodénum. La pince restant encore sur le duodénum, la paroi postérieure de ce dernier est fixée contre la paroi postérieure de l'estomac, de manière à ce qu'on puisse faire commodément, du bord supérieur au bord inférieur, une suture séro-séreuse postérieure, continue et circulaire. La pince duodénale est enlevée. Hémostase. — 5° L'incision de la paroi stomacale a un demi-centimètre de la suture séro-séreuse postérieure, dans une étendue correspondant à la largeur du duodénum. Suture portant sur la séreuse et la musculeuse, et une seconde portant sur la muqueuse. Réunion des bords antérieurs des plaies stomacale et intestinale, et, par dessus cette suture profonde, on place une suture séro-séreuse antérieure, en utilisant les bouts de fil de la suture séro-séreuse postérieure. — 6° Antisepsie de la ligne de suture avec des compresses au sublimé. Désinfection du champ opératoire. Le ventre est refermé.

J'ai employé cette technique opératoire pour deux résections pyloro-gastriques qui ont été suivies

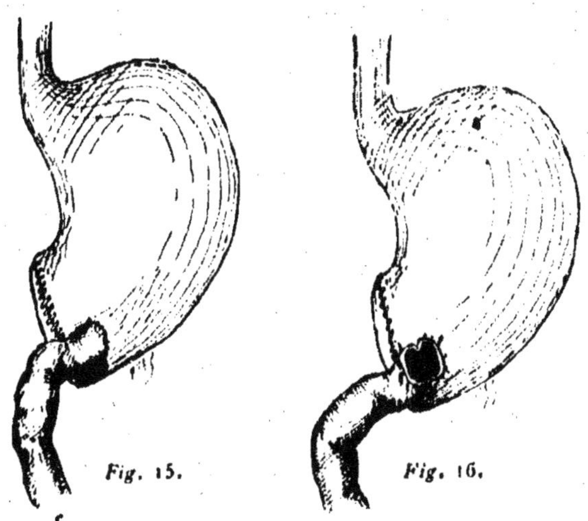

*Fig.* 15. *Fig.* 16.

*Fig.* 15. — Pylorectomie Anastomose termino-latérale (Terminale pour le duodénum). Abouchement du duodénum sur la face antérieure de l'estomac.

*Fig.* 16. — Accident survenu après une anastomose termino-latérale. Arrachement de la demi circonférence antérieure de la ligne de sutures (Monprofit, 1898).

vies d'anastomose termino-latérale, plus ou moins comparable à celle utilisée par Kocher (*Fig.* 20 et 21).

Ces deux observations portent, dans notre tableau d'ensemble, les nos V et VI, et ont déjà été publiés *in extenso* dans la thèse de mon élève Canonne.

J'ai abandonné d'ailleurs cette méthode très rapidement, car elle m'a donné deux morts opératoires : l'une au huitième jour; l'autre au dixième. Dans ces deux cas d'ailleurs, il y eut mort par accident évitable. Dans l'un (cas V), il se produisit une péritonite, par rupture d'un surjet ; dans l'autre (cas VI), il y eut rupture de l'anastomose gastro-duodénale !

3° *Anastomose latérale (Gastro-entérostomie complémentaire.)* — 1° *Gastro-entérostomie antérieure de Wölfler.* — Billroth, ayant remarqué que, dans les cas assez fréquents où, l'estomac se laissant unir au duodénum, la suture devenait le siège de tractions trop fortes, il fit alors une gastro-entérostomie, suivant le procédé de Wölfler, isola la tumeur pylorique du duodénum, qu'il ferma par deux étages de sutures de Lembert, puis réséqua la partie stomacale de la tumeur et ferma l'estomac par une suture de Czerny, à laquelle il joignit quelques points supplémentaires, placés suivant le mode de Lembert (15 janvier 1885) (*Fig.* 22 et 23). — C'est le *Procédé de Billroth* (2e *manière*).

Il faut en rapprocher le *procédé dit en raquette*, imaginé par Doyen (*Fig.* 24).

J'ai quelquefois mis en pratique ce procédé ; je

l'ai appliqué au moins deux fois, sur les trente observations de gastrectomie, pratiquées à l'Hô-

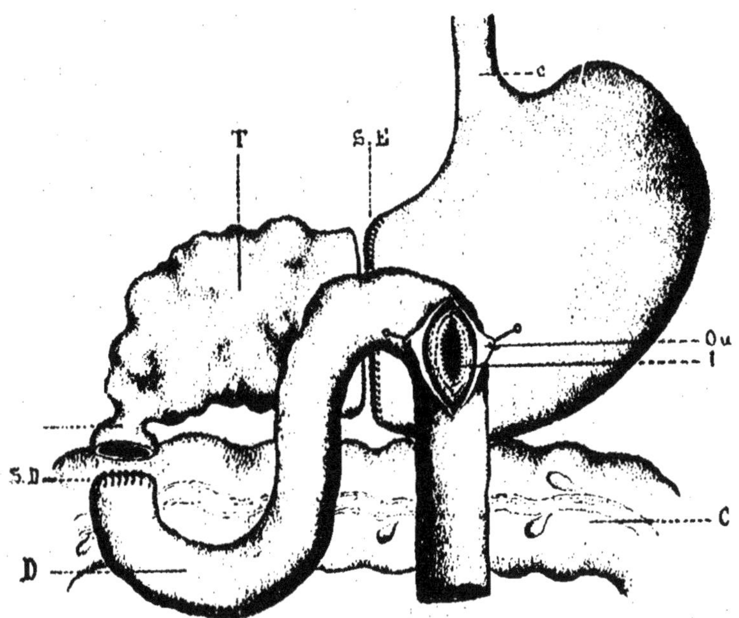


*Fig.* 17. — Pylorectomie avec anastomose latérale : Gastro-entérostomie latérale antérieure, à bouche verticale (Pr. de DOYEN). — *Légende :* C, cardia ; S. E, suture gastrique ; C, côlon ; D, duodénum (figuré *par erreur* en avant du côlon) ; S, D, sutures duodénales ; T, tumeur réséquée ; O u, incision intestinale pour montrer la néostomose ; I, intestin grêle.

tel-Dieu d'Angers jusqu'à présent. (Voir les obs. VIII et XI du Tableau d'ensemble).

Dans le cas n° VIII, j'ai obtenu une guérison

(1) Billroth. *Deutsche Gesellsch. fr. Chir.*, 1885, Congress. — Von Hacker. *Arch. f. klin. Chir.*, Berlin, T. XXXII, p. 618.

opératoire ; mais il n'y a pas eu d'amélioration. La survie n'a été que de deux mois.

Quant au cas XI, il a eu un très mauvais résultat. En effet, la survie n'a été que d'un jour : ce

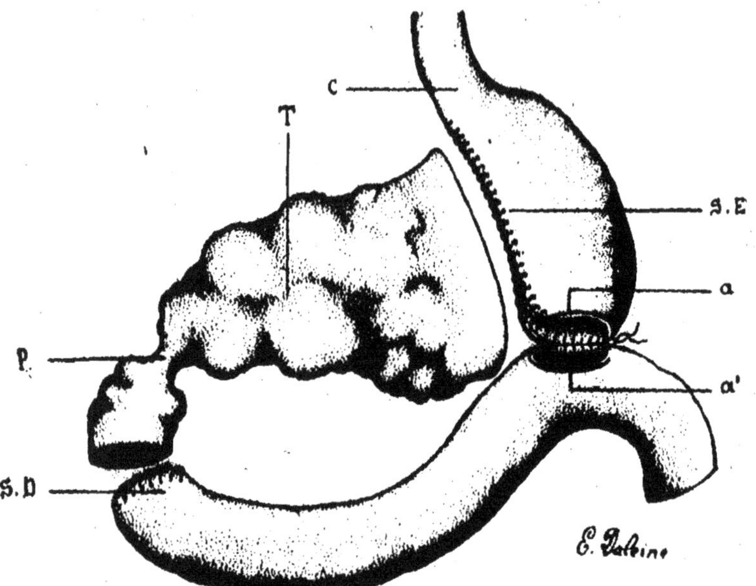


*Fig.* 18. — Pylorectomie. Gastro-entérostomie en raquette (Pr. de DOYEN). — Anastomose termino-latérale (Terminale pour l'estomac). — *Légende* : C. cardia ; S. E, suture de l'estomac (manche de la raquette) ; *a*, bord antérieur de l'orifice stomacal ; *a'* bord antérieur de l'orifice du jéjunum ; S. D., section duodénale ; P, pylore ; T, tumeur.

qui tient peut être au mauvais état dans lequel se trouvait le malade avant l'intervention.

2° *Gastro-entérostomie postérieure* (*Von Hacker*). — Après avoir utilisé la gastro-entérostomie antérieure après la pylorectomie, on songea immédiatement au procédé de von Hacker.

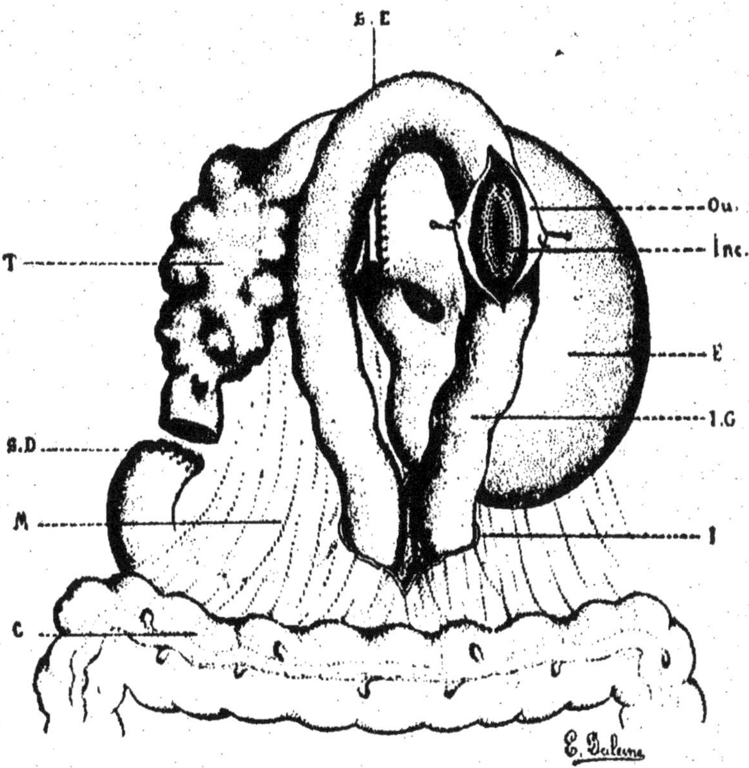


*Fig.* 19. — Pylorectomie avec anastomose latérale : Gastro-entérostomie postérieure à bouche verticale [D'après DOYEN]. — *Légende* : T, tumeur ; E, estomac ; M, Mésentère ; C, Côlon transverse ; I. S., intestin grêle ; I, brèche du mésentère ; *Inc*, néostomose, visible grâce à l'incision Ou ; S. E., Suture gastrique ; S. D., suture duodénale.

Pour mon compte, j'y ai eu recours un très grand nombre de fois, surtout au début de mes interventions gastriques. Sur un total de 30 gastrectomies, j'en compte au moins 10, c'est-à-dire un tiers, exécutées de cette façon. Ce sont d'abord les cas I, III, IV, VII, IX et X, de la thèse de Canonne; puis les observations inédites n$^{os}$ XII, XIII, XIV, XVIII.

Ce procédé, comme les autres d'ailleurs, m'a donné des décès opératoires; et j'en note deux

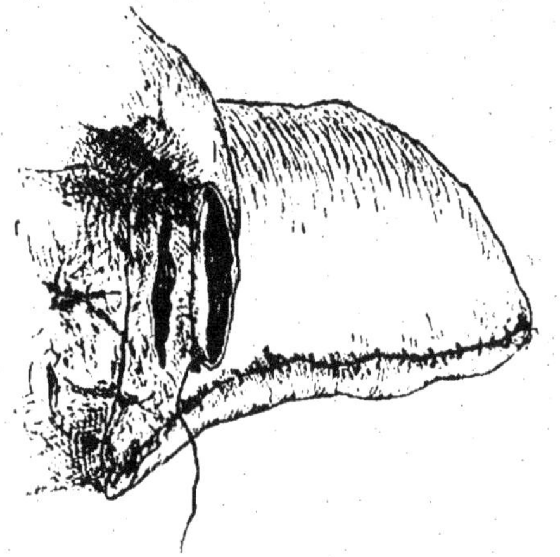

*Fig.* 26 — Pylorectomie avec Gastro-entérostomie de Nicoladoni.

importants; les cas n$^{os}$ XIII et XIV. Dans le cas XIII, la survie ne fut que de deux jours; dans le cas XIV, le malade résista sept jours, mais mourut d'une péritonite par perforation (*Fig.* 25 et 27).

Il faut rapprocher de ces méthodes un procédé opératoire de Nicoladoni (*Fig.* 26).

3° *Gastro-entérostomie en Y.* — Dès que la gastro-entérostomie postérieure en Y eut été vulgarisé par le Pr Roux, immédiatement on l'appliqua à la pylorectomie; et, en ce qui me concerne, je l'ai utilisée, dès le 3 mars 1898, par un néoplasme du 1/3 inférieur de l'estomac. Les suites opératoires, dans ce fait (Obs. n° II), furent très bonnes (Obs. in Thèse Canonne) (1); et ce résultat parfait me frappa (*Fig.* 28).

Depuis 1903, d'ailleurs, j'y ai toujours eu recours; et mes douze dernières pylorectomies (Obs. nos XIX à XXX) ont été exécutées par cette méthode, qui ne m'a donné que des *succès*. Ce qui est très remarquable, puisque toutes les autres méthodes ont fourni des décès.

Il y a là un fait d'observation des plus importants à noter, au point de vue de la technique opératoire à adopter désormais en cette matière, c'est-à-dire en ce qui concerne la façon de remettre en état le tube digestif après la pylorectomie.

Mais, avant d'aller plus loin, il importe de discuter rapidement la valeur des différents procédés cités (2).

(1) R. Canonne. — *Etude des procédés opératoires pour rétablir la continuité du tube digestif, d'après la gastrectomie partielle.* Th., Paris, 1899.

(2) Gaston Beyle. — *De la pylorectomie dans le cancer du pylore et du choix du procédé d'abouchement.* — Lyon, Thèse, 1903 [Idées du Pr Jaboulay].

1° Le procédé, dit « pylorectomie typique », c'est-à-dire avec anastomose termino-terminale, offre de graves désavantages : 1° impossibilité d'employer l'anastomose termino-terminale, chaque fois que les lésions s'étendent du côté du duodénum, et dans le plus grand nombre de cas où les lésions sont très étendues du côté de l'estomac; 2° récidive survenant parfois sur la *cicatrice*, surtout dans les cas où les tissus voisins du néoplasme n'ont pas été réséqués assez largement; 3° difficultés du manuel opératoire, qui ont obligé les chirurgiens à abandonner la suture dans de certaines circonstances, pour avoir recours au bouton de Murphy; 4° perforation de la ligne de suture, au point de rencontre de la suture d'occlusion et d'abouchement.

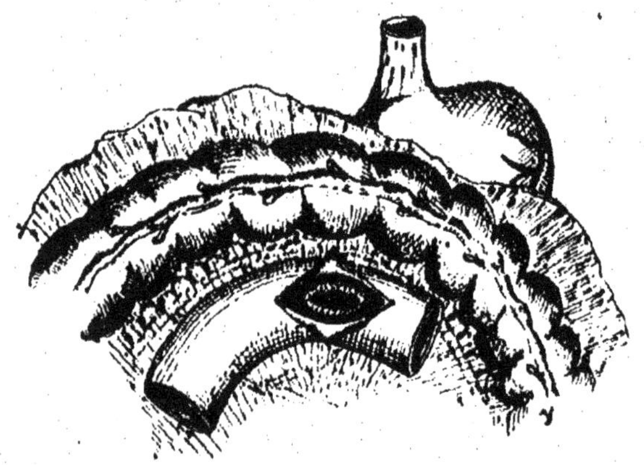

*Fig.* 21. — Pylorectomie avec Gastro-entérostomie postérieure horizontale *typique*.

2° Le procédé de Kocher ne supprime pas la circulation des aliments dans le duodénum, s'il évite l'emploi de la suture en raquette; et il présente en outre les inconvénients suivants : 1° Il

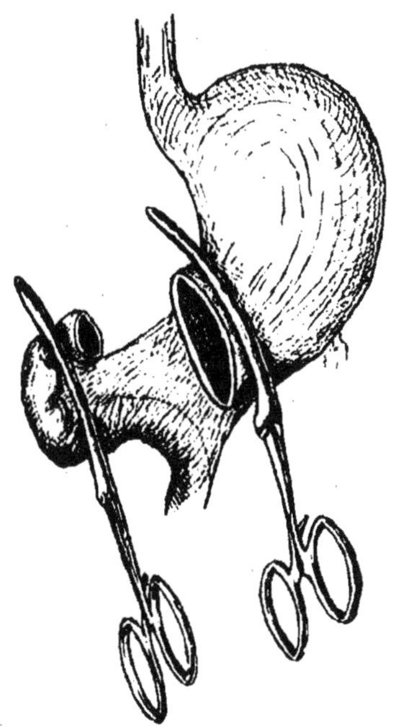

*Fig.* 22. — Pylorectomie. — Pinces appliquées sur l'estomac et le duodénum. — La tumeur pylorique a été enlevée.

expose à des tiraillements, au milieu des sutures duodéno-gastriques, lorsque l'estomac et le duodénum ne se laissent pas facilement rapprocher ; 2° Il ne s'adapte pas à tous les ca. On doit, en effet, l'abandonner quand le néoplasme s'étend du côté du duodénum ; 3° Il expose à des rétrécissements, au niveau de la bouche anastomotique.

3° Quand aux procédés divers d'anastomose latérale, on leur a reproché : 1° de supprimer une

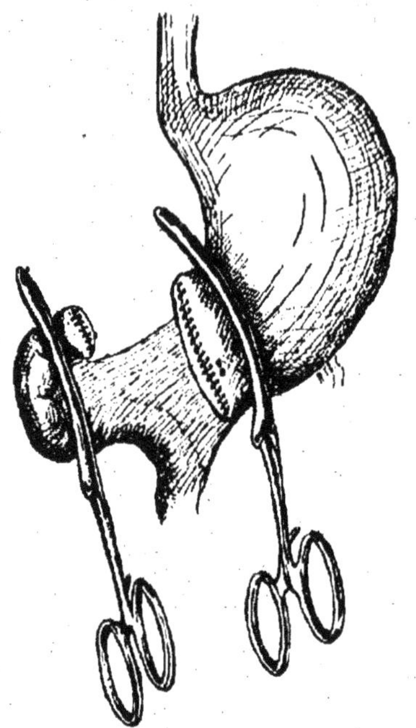

Fig. 23. — Pylorectomie avec anastomose latérale. — Préparation des parties sectionnées pour réaliser cette anastomose. Fermeture complète des orifices de section par des sutures en surjet.

portion du duodénum et de modifier le cours de la bile, permettant à celle-ci de refluer dans l'estomac : ce qui provoque des vomissements incoercibles ; 2° mais les autres reproches ne s'adressent qu'à certains procédés de gastro-entérostomie.

En réalité, Hartmann et Soupault ont prouvé que le retour de la bile dans l'estomac ne provoque pas d'accidents sérieux, et que, d'un autre côté, les reproches adressés à la gastro-entérostomie sont très insuffisamment établis. Certes, ils

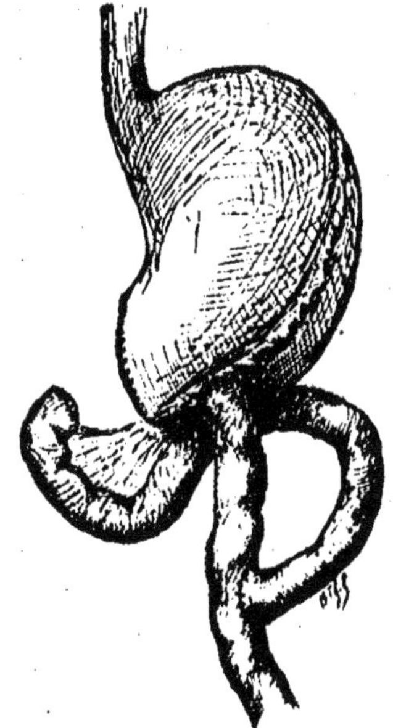

*Fig.* 24. — Pylorectomie avec Gastro-entérostomie postérieure en Y terminée.

peuvent s'adresser aux procédés primitifs de gastro-entérostomie antérieure, mais non à la gastro-entérostomie transméso-colique de von Hacker et à l'anastomose en Y.

Les avantages de cette dernière méthode sont manifestes en somme. Elle peut d'ailleurs s'adapter à tous les cas et permet de créer entre l'estomac et l'intestin une anastomose aussi large qu'on le juge nécessaire. Enfin, elle rend possible des *résections étendues*, autour du néoplasme. Quant à moi, j'ai employé l'anastomose termino-terminale, l'anastomose termino-latérale, et l'anastomose latérale, cette dernière bien plus fréquemment que les autres. J'ai toujours obtenu d'excellents résultats, surtout avec la gastro-entérostomie en Y, comme je l'ai dit, et c'est à ce procédé que je donne la préférence : 1° Large gastrectomie entre les pinces ; 2° fermeture du duodénum et de l'estomac ; 3° anastomose en Y gastro-jéjunale.

C'est pour moi le *procédé de choix*

4° *Procédé d'exception* (Méthode personnelle). — J'ai eu l'occasion d'employer quatre fois le procédé suivant que je ne recommande que comme procédé de nécessité :

Dans ces quelques cas, au lieu d'appliquer une suture sur le bout libre du duodénum après l'isolement de l'estomac, pour aller plus rapidement en besogne, je me suis contenté d'appliquer, sur le bout stomacal du dit duodénum, une *ligature en masse*, qui obture de suite cette partie de l'intestin (*Fig.* 6 et 7).

Pour cela, avant de sectionner en avant du pylore, j'introduis sous le duodénum une aiguille courbe à manche de Deschamps, munie d'un fil de soie double (*Fig.* 6) ; puis je lie fortement l'intestin, à la manière d'un sac (*Fig.* 7), à quelques

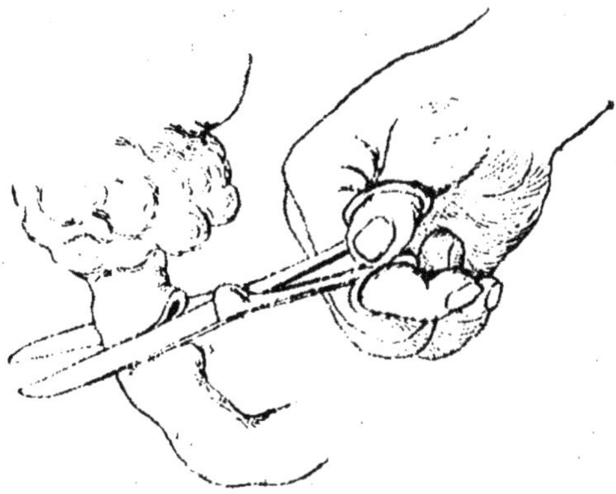

*Fig.* 25. — Section du duodénum aux ciseaux lors de pylorectomie.

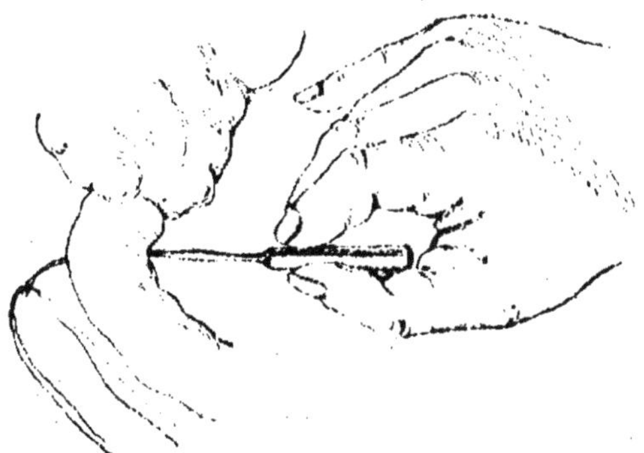

*Fig.* 26. — Pylorectomie. — Manière de passer l'aiguille derrière le duodénum.

centimètres au-dessous de la tumeur. A ce moment là seulement, je fais la section de l'intestin

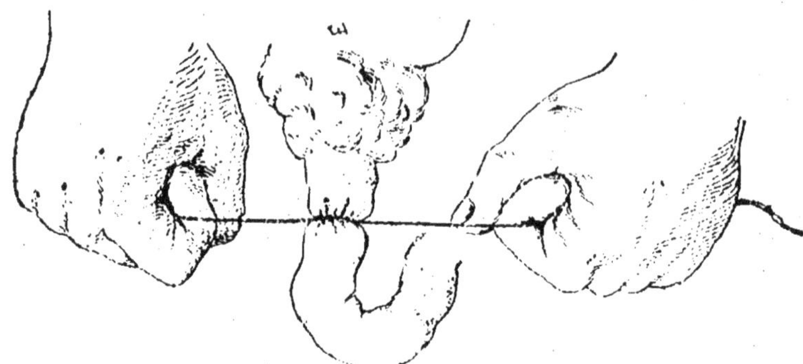

*Fig.* 27. Pylorectomie. — Façon de serrer le fil à ligaturer sur le duodénum (Ligature en sac).

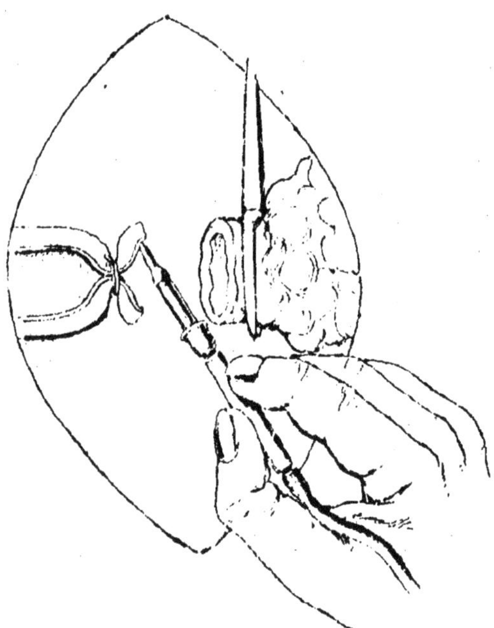

*Fig.* 28. — Section du duodénum effectuée, après ligature, et cautérisation de la surface de section sur l'extrémité qui reste.

(*Fig.* 8), entre la ligature et une pince appliquée du côté de l'estomac. Cela fait, j'extirpe la muqueuse duodénale au bistouri, au-dessus de la ligature et termine en brûlant au thermocautère toutes les parties septiques (*Fig.* 8), qui peuvent persister encore.

J'ai employé pour la première fois cette technique le 28 mai 1903, comme en témoigne mon observation XIX publiée antérieurement (1). L'observation XXVIII s'y rapporte aussi (et dans ce cas j'enlevai en même temps une partie de la glande pancréatique), de même que celle qui porte le n° XXX. Ce procédé est assez commode lorsque le duodénum est très peu mobilisable et qu'on a de la peine à faire une bonne suture sur le duodénum.

Des modes d'anastomoses. — 1° *Sutures.* — Pour unir l'intestin à l'estomac, je me sers au demeurant, des *sutures*, et jamais des boutons. Je fais quatre surjets à points continus : 1° surjet séro-séreux postérieur ; 2° surjet muco-muqueux postérieur; 3° surjet muco-muqueux antérieur; 4° surjet séro-séreux antérieur.

Jamais je n'ai recours au bouton ; et, pour pratiquer les anastomoses, je n'utilise que l'aiguille de couturière et la soie fine. La suture en surjet que j'emploie est rapide, sûre et simple, puisque

(1) *Arch. prov. de Chir.*, 1906, février.

le fil de soie et l'aiguille ordinaire suffisent pour la réaliser.

Mon confrère Doyen, désormais, pratique exclusivement, lorsqu'il y a lieu de réséquer le pylore, la fermeture en cul-de-sac du duodénum et de l'estomac par son *procédé de ligature en masse*, après *écrasement*, et de *double suture* en cordon de bourse (Congrès de Lisbonne, 1906).

Il faut prendre soin de faire cette suture, du côté de l'estomac, avec un fil de soie assez fort et pénétrant profondément dans la musculeuse. Il pratique ensuite une gastro-jéjunostomie latérale avec sutures. L'opération complète peut être terminée d'après lui en cinquante à soixante minutes.

2° *Boutons*. — Mon excellent ami Pauchet (d'Amiens) a publié récemment un procédé, pour lequel il utilise au contraire le bouton. A titre d'exemple, entre tous, je le rapporte ici.

Pauchet pratique d'abord la pylorectomie, suivant la technique de Hartmann : Ligature de la coronaire stomachique; section de l'estomac entre deux clams ; section du mésocolon gastrocolique ; ligature de la gastro-épiploïque droite ; section du duodénum. La pièce étant enlevée et avant fermeture des extrémités gastrique et duodénale, il *place* dans le *duodénum* et *l'estomac* les *deux pièces du bouton*. Pour l'estomac, il choisit la pièce la plus légère et pour l'intestin, la plus lourde. Pour les introduire, il enlève rapidement les deux pinces coprostatiques. Pour éviter l'issue des matières, il place un peu plus loin d'autres

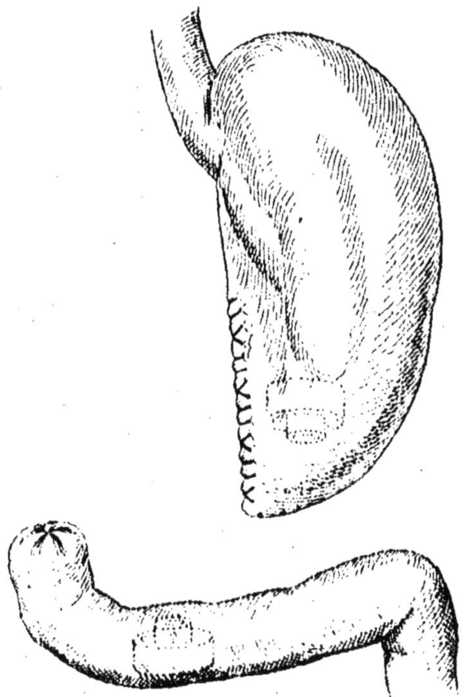

*Fig.* 29. — La portion pylorique de l'estomac a été réséquée. Avant de fermer en cul-de-sac les extrémités gastrique et duodénale, on a jeté une pièce de bouton dans chaque organe. La pièce duodénale sera refoulée à l'aide des doigts au-delà de l'angle duodéno-jéjunale (Pauchet).

clams, ou il fait serrer à l'aide des doigts. Les deux pièces métalliques étant ainsi placées dans les deux bouts du tube gastro-intestinal. Chacun de ces derniers est fermé en cul-de-sac (*Fig.* 29). Pour pratiquer la gastro-entérostomie complémentaire, il refoule la pièce duodénale vers le jéjunum jusqu'à 2 ou 3 centimètres au-delà de l'angle duodéno-

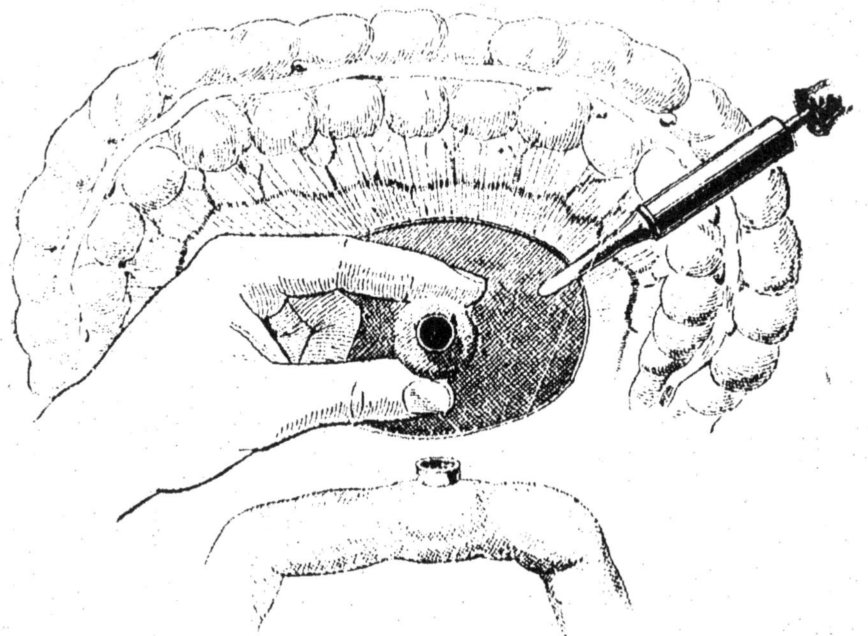

*Fig.* 30. — A travers une brèche faite au mésocôlon transverse, la main gauche attire la paroi gastrique et avec elle la pièce du bouton incluse dans la cavité stomacale. Un coup de thermo troue les parois gastrique et jéjunale. Au travers du trou, les tiges du bouton sortent et passent à frottement. Pas de suture. La coaptation sera aisée (Pauchet).

jéjunal. On déchire le mésocôlon dans une zone vasculaire ; par cette brèche, il amène l'une près de l'autre les deux pièces gastrique et jéjunale, de telle façon qu'elles ne soient plus séparées que par l'épaisseur des tuniques gastrique et intestinale. L'estomac et le jéjunum sont successivement troués d'un coup de thermo; chaque tige fait hernie. On couple les deux pièces et on serre à fond (*Fig.* 30).

### B. — Pylorectomie en deux temps.

1° Le *procédé classique* consiste à pratiquer, dans un premier temps, la gastro-entérostomie ; et, dans un second, l'extirpation du pylore, avec suture de l'estomac et du duodénum.

2° Il y a un autre procédé, dit *Méthode de Rydigier*, dans lequel, dans le premier temps, en outre de la gastro-entérostomie, on isole la *tumeur* du reste de l'estomac. Mais c'est là une *exclusion temporaire* véritable plutôt qu'un temps de la gastrectomie; et par suite nous n'avons pas à l'étudier ici.

1° *Procédé classique.* — Je rappelle que la pylorectomie a été faite en *deux temps*, pour la première fois par Tuholske, en 1891, qui fit d'abord la gastro-entérostomie, et, trois mois après réséqua le pylore. Doyen et Quénu, en France, Czerny et Hahn, à l'étranger, ont recommandé cette méthode chez les malades qui, après laparotomie, ne peuvent, à cause de l'affaiblissement général, subir une résection. On ne peut fixer le temps qui doit s'écouler entre la première et la seconde opération ; on fera cette dernière quand le malade sera en état de la supporter.

Cette méthode aurait de sérieux avantages, surtout dans les cas de lésions bénignes, car le premier temps peut rendre parfaitement inutile le second, si l'on intervient avec une erreur de diagnostic clinique et même opératoire.

Cette seule considération nous fait prôner ce mode d'opération dans les cas d'affections bénignes plus particulièrement, au moins pour les malades qu'une hémorragie stomacale ou qu'une perforation d'ulcère ne menacent pas immédiatement.

En ne recourant, de parti pris, à la pylorectomie, que de cette façon, on aura les plus grandes chances, en effet, de ne pas aller jusqu'au deuxième temps; ou, quand on y arrivera, c'est que vraiment l'ablation de la région pylorique s'imposera.

Guinard n'a pu réunir que trois cas (Tuholske, Franke et Kümmel), qui d'ailleurs furent suivis de guérison. Barker l'avait aussi pratiquée (Brüning), de même que Jaboulay, Gerny, Tixier, etc. R. Leriche cite 20 cas sans décès par choc ; les cinq morts dépendent de fistules, gastrique ou duodénale. Je l'ai fait une fois avec succès pour une tumeur maligne, que j'ai enlevée secondairement.

2° *Procédé de Rydygier.* — Il est notoirement inférieur au précédent, au point de vue classique, puisque la méthode des deux temps ne doit être appliquée qu'à des malades *in extremis*, à cancer pourtant opérable. (Voir R. Leriche, thèse).

### II. — Gastrectomie cylindrique partielle ou centrale.

Ces sortes de résections sont assez rares, parce que, en général, les *lésions du corps* de l'estomac relèvent de la résection atypique en plaque ou en selle, et ne s'accompagnent pas de lésions étendues en cylindre, et de symptômes fonctionnels importants, ainsi qu'il arrive pour les sténoses.

Leur gravité n'est pas considérable, puisqu'elle ne s'élève qu'à 14, 2 p. 100.

Pour pratiquer cette opération, on libère d'abord les courbures; puis on résèque entre deux pinces, la partie malade de l'estomac.

Afin d'obtenir, sur le bout cardiaque, un orifice de dimensions égales à celles de l'orifice de la manchette pylorique, il est utile, ainsi que l'a fait M. Hartmann, de réséquer parfois une nouvelle portion de la région cardiaque. On évite ainsi la *suture en raquette*, qui a des inconvénients.

La première résection de la partie moyenne de l'estomac nous semble avoir été faite, en 1881, par Billroth (1).

(1) Voir le résumé de ce cas au chapitre : *Historique*.

Dans ces derniers temps, on a exécuté cette opération d'une façon très méthodique. Pour *cancers*, R. Leriche en a réuni 18 cas en 1906, qui avec les 7 de Guinard, donnent un total de 25 observations, avec 5 morts par péritonite ; soit 20 o/o de mortalité. Il faut ajouter d'ailleurs à ces faits les opérations pour lésions bénignes.

Mais en juin 1906, W. J. Mayo (de Rochester) avait exécuté 12 résections centrales de l'estomac pour diverses affections, et obtenu 12 guérisons. Cette magnifique statistique montre les résultats que peut donner cette opération, regardée jadis comme délicate et grave, entre les mains de spécialistes, rompus aux interventions sur l'estomac.

*Indications.* — La Gastrectomie typique, *annulaire* ou *cylindrique*, portant sur le corps de l'estomac, n'a guère été employée jusqu'à présent que dans l'*estomac en sablier* (plusieurs cas, dont celui de Bussola, 1902), le raccourcissement de la petite courbure, la dilatation sacciforme de l'estomac, et surtout certains *cancers*.

### III. — Cardiectomie et Résection cardio-gastrique.

*Historique.* — La crainte de couper les deux nerfs pneumo-gastriques et la difficulté que l'on éprouve à isoler le cardia, de manière à pouvoir le réséquer et suturer l'extrémité de l'œsophage à la plaie stomacale, font hésiter à recourir à cette intervention. Mais Krehle a montré qu'on pouvait, sur des chiens endormis, couper ou arracher les branches nerveuses de l'extrémité inférieure de l'œsophage, sans influer sur la nutrition (1). W. Lévy (2) a de son côté, donné un manuel opératoire de l'ablation du cardia.

La paroi abdominale est ouverte par une incision à angle droit, dont une branche va du sternum jusqu'à quelques travers de doigt, à gauche de l'ombilic, et dont l'autre branche, partant de ce dernier point, coupe le muscle droit dans toute sa largeur. Les bords de la plaie sont écartés, le foie refoulé en haut et à droite, et l'estomac attiré en bas et à gauche, près du cardia. Un aide tourne le cardia à gauche, autour de l'axe de l'œsophage, afin qu'on puisse atteindre et lier l'artère et la veine coronaires gauches : ce qui entraîne la mobilisation du cardia. Guidé par un aide, qui a introduit l'index gauche derrière le cardia, on coupe les feuillets qui sont du côté gauche de l'estomac à la paroi postérieure de l'abdomen. Le segment inférieur de l'œsophage est isolé et attiré en bas. La partie à réséquer étant ainsi détermi-

(1) Krehle (L.). — *Ueber die Folgen der Vagusdurchschneidung. Archiv f. Physiolog. de du Bois-Reymond*, Leipzig, supplément, p. 278.

(2) W. Levy. — *Centr. f. Chir.*, Leipzig, 1894, p. 721.

née, on place en arrière des fils de soie qui réunissent l'œsophage à l'estomac; on coupe et l'on suture à mesure.

Mais cette opération, faite sur le cadavre, est restée théorique et est difficile à pratiquer sur le vivant. Aussi, les chirurgiens se sont bornés, en général, quand ils se sont trouvés en présence de sténoses du cardia, à pratiquer une gastrectomie permettant l'alimentation et, dans le cas de rétrécissement fibreux infranchissable, à faire la dilatation rétrograde.

En 1904, Sencert et Gross (de Nancy) ont repris les expériences de Lévy.

Il faut rappeler, d'autre part, que mon collègue, M. le Dr Peugniez (d'Amiens), a fait avec succès, en 1899, une cardiectomie pour cancer.

Enfin, en 1905, Louis Sencert a publié une étude très complète sur la chirurgie du cardia, à laquelle nous renvoyons pour les détails (1).

## IV. — Gastrectomie totale.

On sait ce qu'on entend aujourd'hui par gastrectomie totale : c'est l'ablation de tout l'estomac, suivie d'une œsophago-entérostomie, pour rétablir le cours du tube digestif.

(1) Louis Sencert. — *Sur la chirurgie du cardia. Etude anatomique et expérimentale. Rev. de Gync. et de Chir. abd.*, Paris, 1905, 469-808, 8 fig.

*Historique.* — Puisque nous avons résumé ailleurs l'historique de cette variété de gastrectomie, rappelons seulement qu'on prétend avec Hommeter, que c'est Connor (de Cincinnati), qui, en 1882, l'aurait exécutée le premier pour un cancer ; mais son opéré, âgé de 50 ans, est *mort* pendant l'opération (1). En tout cas, la première observation indiscutable (2) et suivie de *succès* est celle de Schlatter (1897). C'est, en effet, le 6 septembre, que la véritable première résection totale de l'estomac fut faite par l'assistant de Krönlein, Schlatter (de Zurich) (3).

C'est bien là le *premier fait* indiscutable de gastrectomie totale, lequel d'ailleurs fut suivi de guérison.

Ce second cas, est un *second succès :* ce qui prouve que cette opération n'est pas aussi grave en réalité qu'on avait pu le croire tout d'abord !

Le 14 juin 1899, Ricard (de Paris) présenta, à la Société de Chirurgie (4), une malade à laquelle

(1) *Medical Record*, 1898, mars p. 409.

(2) Dans le cas de Ribera (1895), la gastrectomie ne semble pas avoir été totale. En effet, le 10 mai, cet auteur a pratiqué, chez une femme de 41 ans, une gastrectomie, qu'il a appelée « totale », mais qui paraît n'être qu'une gastrectomie très étendue. La malade, qui présentait un cancer épithélial, était dans un état très satisfaisant un mois après l'opération. La portion d'estomac enlevée mesurait 11 centimètres à la petite courbure et 15 à la grande courbure.

(3) Carl Schlatter. — *Beiträg zur klinischen Chirurgie*, Tübingen, 1898, t. XIX, p. 757.

(4) *Bull. Soc. Chir.*, XXV, n° 23, 1899.

il avait fait une résection totale de l'estomac, et d'une grande partie du *pancréas*, pour un cancer infiltré de la partie postérieure de l'estomac, avec larges adhérences en arrière du tissu de la glande pancréatique. Ce fait paraît être le troisième.

En 1899 également, Gallet (1) fit une *gastrectomie totale*, réséqua l'arc tout entier du côlon transverse, ainsi qu'une portion de la tête du *pancréas* chez une femme de 59 ans. L'opération eut lieu en septembre. Le 5 mars 1900, cette femme, qui avait été atteinte d'épithéliome, était en bonne santé.

Inutile de répéter que Czerny en 1878, Pacher en 1894, Mandri et Philipi en 1896, Frouin en 1899, avaient déjà réussi cette extirpation chez les animaux.

Depuis 1899, quelques opérations de gastrectomie totale ont d'ailleurs été publiées, dont celle de Bardeleben (1900), dans laquelle le cardia fut enlevé et une très belle intervention suivie de succès de mon excellent ami Bœckel de Strasbourg qui lui a fourni le sujet d'une intéressante étude sur la *gastrectomie totale*.

Tout récemment, en 1906, B. Vassalo (2) (de Buenos-Ayres) a exécuté dans les mêmes conditions une gastrectomie totale pour cancer avec le

(1) *Soc. roy. des Sc. Méd. et Anat. de Bruxelles*, 58e année, p. 52.

(2) B. Vassallo (Buenos-Ayres). — *Sema na medica*, 1906, 19 avril.

succès le plus complet. Quatre mois après, son opéré était en excellente santé; et il n'avait mis que 38 minutes à exécuter cette extirpation complète !

En 1900, M. Robson comptait 8 ablations totales ; et Bœckel, 10 en 1903. R. Leriche, en 1906, avait trouvé 97 observations, avec 39 cas de mortalité globale (ce qui est beaucoup) ; mais il comprend dans ce chiffre les *subtotales*, opinion qui est à noter.

*Indications.* — Cette opération a été faite surtout pour les tumeurs malignes de l'estomac, et n'a été que des plus rarement utilisée pour des lésions bénignes. Récemment, elle a été préconisée et même exécutée pour une maladie rare, mais curieuse, qu'on appelle la linite plastique.

C'est ainsi qu'en 1904 MM. Gayet et Patel ont publié un fait de gastrectomie totale, exécutée par M. le Pr Jaboulay (de Lyon) (1) ; mais, à la vérité, il faut dire que cet opérateur croyait opérer un carcinome de la presque totalité de l'estomac, et que, par suite, sa conduite est très compréhensible, tout diagnostic étant impossible, même à la laparotomie. M. le Pr Roux (de Lausanne) a montré récemment (1904) qu'une intervention aussi grave n'était pas du tout indispensable, en

(1) G. Gayet et Patel. — *Un cas de gastrectomie totale pour linite plastique. Arch. gén. de Méd.*, Paris, 1904, 768-777, 4 fig. — Jaboulay. *Lyon méd.*, 1905, CIV, 337-340.

faisant avec succès, dans un cas analogue, une simple gastro-entérostomie.

Mais, cependant, quoiqu'en pense cet auteur, la gastrectomie totale peut être faite, par erreur, parfois, dans une telle affection (1), comme l'ont montré MM. Gayet et Patel ; et c'est ce qui nous a engagé à mentionner ici le bon résultat observé, car, nous le répétons, souvent le diagnostic clinique et opératoire est matériellement impossible à faire entre la linite et le cancer. Il est donc nécessaire au chirurgien de savoir que, s'il se trompe, il peut, cependant, par cette méthode difficile, sauver, comme le Pr Jaboulay l'a fait, un malade sérieusement atteint.

*Manuel opératoire.* — 1° L'opération *classique* comporte la technique suivante. — 1er temps : incision de la ligne blanche, de l'appendice xyphoïde à l'ombilic. Après incision du péritoine, qu'on repère, l'estomac est découvert, ainsi que le ligament gastro-colique et parfois le côlon transverse. L'estomac est alors attiré au dehors et on se rend compte des lésions existantes. — 2e temps : l'estomac, attiré au dehors est protégé par des compresses stérilisées. On perfore alors le ligament gastro-colique, en deux ou trois points, et en se tenant le plus près possible de la grande courbure et sans dénuder le côlon ;

(1) On a publié plusieurs cas de pylorectomies avec guérison pour linite plastique.

mais, s'il se trouve dénudé, le mieux est de le réséquer, afin d'éviter sa mortification qui, fatalement, produit des accidents mortels. On sectionne le ligament gastro-splénique entre deux pinces et on le lie entre deux ou trois faisceaux. — 3° temps : on applique une pince de Richelot sur l'œsophage, ou bien aussi haut que possible sur l'estomac, si on n'a pu mobiliser suffisamment l'extrémité supérieure de l'organe ; on place une seconde pince à 3 ou 4 centimètres plus bas, et, tout en se rapprochant de la pince inférieure, on sectionne les tissus. Les moignons sont désinfectés à l'aide du sublimé, entourés d'une lanière de gaze stérilisée et laissés en place provisoirement. — 4° temps : on sectionne le ligament gastro-hépatique, en procédant comme pour celui de la grande courbure et on enlève les ganglions qu'il peut renfermer. L'estomac ne tenant plus que par son pôle inférieur, on le retourne pour explorer sa face postérieure : ce qui est facile, à moins qu'il n'existe des adhérences (nous avons, plus haut, étudié les adhérences qui peuvent se présenter au cours des gastrectomies). — 5° temps : on libère le pôle inférieur de l'estomac, en sectionnant la première portion du duodénum, entre deux pinces de Péan ou de Richelot. — 6° temps : on rétablit la continuité du tube digestif, soit par l'anastomose œsophago-duodénale, termino-terminale ou directe (œsophagoduodénostomie), soit par l'anastomose œsophago-jéjunale ou œsophago-jéjunostomie, qui peut se faire par implantation directe ou par accollement latéral, après suture isolée des orifices terminaux.

Bien entendu, ce dernier procédé, qui doit être le procédé classique, peut être modifié selon les circonstances de diverses façons.

2° Récemment Kelling a indiqué un autre manuel opératoire très élégant, mais assez complexe. On en trouvera le schéma dans la thèse de Leriche (1906).

## V. — Gastrectomie partielle ou Résection de l'estomac.

*Définition.* — Nous réunissons sous ce titre toutes les résections partielles faites sur le *centre* de l'estomac (1) lui-même pour lésions diverses. Et il est évident que cette rubrique semble comprendre deux sortes d'interventions paraissant assez différentes à première vue :

1° La simple *excision des lèvres* d'un ulcère perforé (ou d'une perforation de tout autre ordre).

2° La *résection d'une partie importante de la paroi stomacale*, correspond à un ulcère perforé, ou à une autre lésion, sans perforation. C'est la gastrectomie partielle atypique.

(1) Inutile de faire remarquer que nous avons décrit à part, plus haut, les gastrectomies partielles qui portent sur les *orifices* de l'estomac.

Pourtant, au point de vue pratique, il est, en réalité, très difficile de distinguer entre ces deux variétés d'une opération, dont elles ne représentent en somme que deux phases successives, la seconde n'étant guère que la première exécutée d'une façon plus étendue.

Bien entendu, ces résections doivent toujours être suivies de la *suture* de la perte de substance, quand la chose est possible.

Mais pourtant il faut distinguer entre ces résections, suivant qu'elles portent sur les faces ou les courbures, car il s'agit véritablement en effet, d'interventions très spéciales, au point de vue de la technique opératoire surtout.

Dans une excellente thèse récente (1), G. Rivière (de Lyon) a étudié d'une façon spéciale la résection gastrique pour ulcère ou *gastrectomie partielle atypique*.

Cet auteur a rassemblé 169 opérations de ce genre, dans un tableau qu'il faut rapprocher de celui déjà publié en 1905 par Donati. Il a noté 40 décès opératoires : soit une mortalité de 23,5 %. Mais ce chiffre englobe tous les cas connus, anciens et récents. — Les statistiques intégrales de certains chirurgiens sont bien plus satisfaisantes. Ainsi, à la clinique de Mayol, d'après

(1) G. Rivière. — *Thérapeut. chir. de l'ulcère de l'estomac.* — Thèse de doct., Lyon, 1906.

Jedlika, 18 observations pour ulcères n'ont donné aucune mortalité; et, sur 8 cas, M. Jaboulay, de Lyon, n'a aucun décès à regretter. En 1906, W. J. Mayo (de Rochester) avait exécuté 14 fois, sans aucun insuccès, la résection ou excision de l'estomac.

Voilà de beaux résultats, dûs surtout à l'habileté technique des opérateurs. Ce sont là des faits catégoriques. Il est donc démontré aujourd'hui que cette résection gastrique n'est pas une opération grave.

*Historique.* — En tant que procédé de traitement curatif contre les ulcères de l'estomac, la gastrectomie partielle est souvent appelée en Allemagne « Méthode de Czerny », parce que ce chirurgien paraît être le premier à l'avoir recommandée, en 1887, dans ce pays. Or, Rodman, en 1902, a montré que van Kleef avait opéré de cette façon dès 1882; mais cet auteur a, en réalité, exécuté une pylorectomie, et non pas une gastrectomie partielle ordinaire, c'est-à-dire l'opération que nous étudions dans ce chapitre.

La gastrectomie partielle paraît donc bien due à Czerny. Depuis, de nombreuses opérations ont été faites (1); mais nous avons cru plus utile de les citer au chapitre des « Indications » que de les énu-

(1) Vallas. — *Résections partielles de l'estomac; résection en V*, etc. *Lyon médical*, 1905, CIV, t. II, 404-407.

mérer simplement ici par ordre de date. Ajoutons seulement qu'aucun travail d'ensemble n'a été exécuté à ce que nous sachions sur cette résection partielle de l'estomac, en dehors du court sous-chapitre qu'ont consacré à cette opération Terrier et Hartmann dans leur « Chirurgie de l'Estomac ».

*Manuel opératoire.* — La résection, dont nous parlons ici, est ce qu'on appelle une gastrectomie partielle atypique ou localisée. Son manuel opératoire varie par suite : 1° d'abord, avec l'étendue de la résection; 2° puis, et surtout avec son siège soit sur les faces (antérieure ou postérieure), soit sur les courbures de l'organe (nous laissons, bien entendu, de côté ce qui regarde le pylore et le cardia).

1° *Résection des lèvres d'une perte de substance.* — Il faut évidemment faire rentrer dans la gastrectomie partielle l'opération qui consiste à exciser simplement les lèvres d'un ulcère ou les bords d'une plaie contuse, et à suturer ensuite les limites de la perte de substance, avec ou sans invagination. Cette excision se fait d'ordinaire aux ciseaux, mais parfois aussi au bistouri ou au thermo-cautère. Elle doit être combinée de telle sorte que la suture faite ultérieurement ne rétrécisse pas la cavité stomacale.

2° *Résection vraie de l'estomac.* — Mais, d'ordinaire, l'ablation d'une partie de la paroi stomacale est plus considérable et comprend, avec la partie malade, une assez grande étendue de paroi saine. C'est ce qu'on appelle la véritable résection stomacale atypique.

a) *Face antérieure.* — Quand l'intervention porte sur la *face antérieure* de l'organe, elle est d'une exécution très aisée; et cette opération a été décrite par Terrier et Hartmann avec tout le soin voulu.

La technique en est simple. La partie malade est attirée avec une pince, isolée du reste de l'estomac, par des pinces courbes à mors élastiques; on opère la résection et on ferme à l'aide de deux étages de sutures : un surjet comprenant toute l'épaisseur des tuniques, et un autre surjet séro-musculaire enfouissant le premier. On peut être conduit à faire une résection de la paroi abdominale, quand il y a adhérence à cette paroi, ainsi que l'ont fait Billroth (1), Salomon (2), Hofmeister (3), Krogius (4), etc., etc.

(1) Dans ce cas, il s'agissait de lésions cicatrielles.

(2) Salomon; in Cesaroni (E.). — *Reseccione delle parete anteriori della stomaco ed el ventre per carcinoma. Riforma medica*, Napoli, 23 mai 1893, p. 507.

(3) Hofmeister. — *Beitr. z. klin. Chir.*, Tübingen, 1896, t. XV, p. 351.

(4) Krogius. — *Centralbl. f. Chir.*, Leipzig, 1896, p. 538.

Dans quelques cas d'ulcères adhérents à la paroi abdominale, il faut réséquer en même temps une partie de celle-ci; rien n'est plus simple d'ailleurs. Ceci peut s'observer aussi quand on opère pour des *fistules gastro-cutanés.*

b) *Face postérieure.* — Le temps primordial de cette résection est évidemment la manœuvre de Savariaud, ou l'incision de Terrier et Hartmann, améliorée par Forgue et Jeanbreau, quand on opère d'arrière en avant, c'est-à-dire par la voie habituelle de l'arrière-cavité de l'épiploon (Résection normale).

L'épiploon gastrique est d'abord effondré et déchiré; puis on fait basculer l'estomac en haut, pour pouvoir agir sur sa face postérieure : ce qui se fait comme pourla face antérieure.

Mais on peut aussi faire une résection transgastrique, c'est-à-dire agir sur la paroi postérieure, par l'intérieur de l'estomac, après gastrotomie exploratrice antérieure, bien entendu. Cette méthode, qui paraît au premier abord, d'une exécution plus dangereuse (danger d'infection du péritoine par les liquides gastriques) est peut-être en réalité aussi sûre et ne doit pas trop effrayer les chirurgiens. Elle a donné d'ailleurs des succès à Chaput (1894), et à Brenner (1), qui l'a utilisée dans un cas d'ulcère (1896).

(1) Brenner. — *Zur Magenresection Venbei Ulcus tricull. Wien. Klin. Woch.*, 1895, p. 1117.

c) *Courbures.* — On a opéré surtout sur la grande courbure (Brenner, 1896), mais aussi sur la petite courbure (Billroth (1887) (1), Jaboulay (1904), etc. ; mais la plupart du temps sur la grande (Brenner). L'opération n'est pas trop malaisée. Il suffit de bien placer les pinces isolantes, surtout quand on intervient sur la petite courbure, et de détacher les épiploons avec soin. La suture doit être faite avec attention et dans le meilleur sens, pour ne pas diminuer trop l'étendue des courbures, surtout celle de la petite, que Jaboulay, en 1904, a pourtant réséqué en totalité (Pinatelle). Bien entendu, quand la tumeur est très étendue, l'opération est fort complexe.

3° *Résections partielles du pylore.* — Billroth, Czerny, Schuchardt, Spear, ont pratiqué de ces résections (*Fig.* 34). Les trois malades de Billroth et celui de Spear sont morts. Les trois malades de Czerny ont guéri (2).

Peut-être, dans ces cas, serait-il vraiment plus simple, et moins dangereux désormais, de faire une pylorectomie typique.

4° *Plasties complémentaires.* — Quand on opère pour des lésions bénignes, il est rare qu'on ait à enlever de grands espaces de parois stoma-

(1) Von Hacker. — *Arch. f. klin. Chir.*, Berlin, 1885, t. XXXII.
(2) Dreydorff. — *Beitr. z. klin. Chir.*, Tübingen, 1893, t. XI, p. 333.

cales; mais, si l'on y était obligé, par suite de la multiplicité des ulcères, perforés ou non, il ne faudrait pas hésiter, pour ne pas trop diminuer la cavité gastrique par des sutures difficiles, à faire des gastroplasties analogues à celles qui ont été utilisées à la suite d'ablations de grandes tumeurs des faces : apposition d'épiploon (épiplooplastie), d'une partie du duodénum (duodénoplastie de Fischer, etc.), ou du foie (hépaplastie) à la rigueur (*Fig.* 31 à 42).

5° *Résection avec gastro-entérostomie*. — L'ulcère calleux et pénétrant est l'une des formes qui peut être traitée par la combinaison de la gastro-entérostomie avec la résection en un seul temps.

Brenner (1), puis Rivière (1906) (2), après Terrier et Hartmann (1899), ont bien montré l'intérêt de cette intervention *complexe*. Les auteurs ont exécuté d'ailleurs quatorze fois cette opération combinée, en un seul temps, et n'ont perdu que six malades, avec seulement deux décès opératoires proprement dits.

Ce qui a conduit à cette conception, c'est la connaissance de faits publiés antérieurement, avec de bons résultats ; par exemple, ceux-ci : *a*) Résection et gastro-entérostomie, en deux temps

(1) Lorenz. — *Zur Chirurgie der kallösen penetrierenden Magengeschwuren. Wiener klin. Woch.*, 1903, p. 1127.
(2) G. Rivière. — *Loc. cit.*

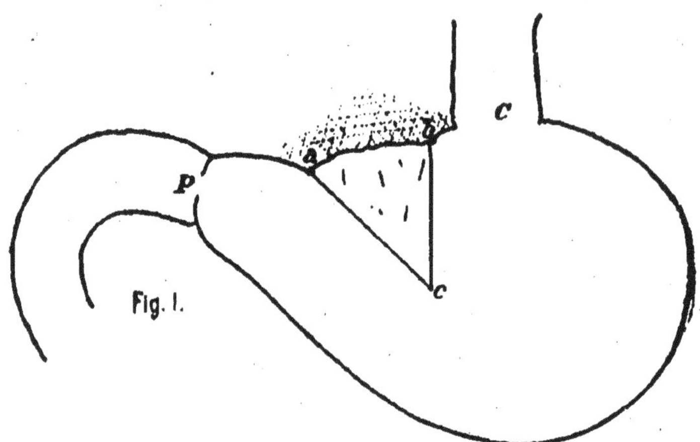


*Fig.* 31. — *Gastrectomie partielle* en V pour tumeur de la *petite courbure* de l'estomac. — *Légende : a, b, c,* Ligne d'*incision* sur la face antérieure de l'estomac; *C*, cardia; *P*, Pylore [Rivière].

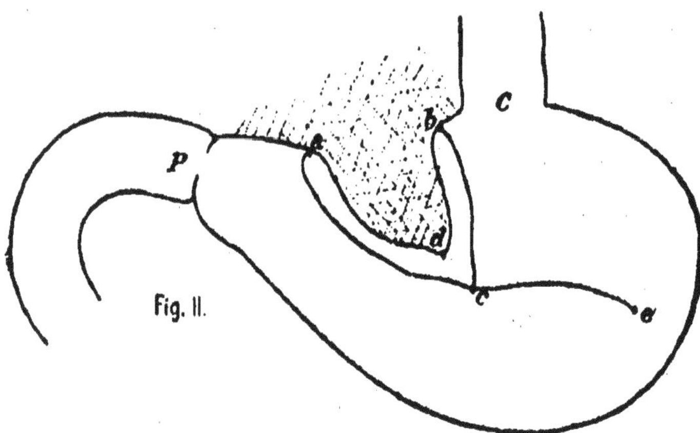


*Fig.* 32. — Gastrectomie en V, de la petite courbure, avec ablation de *paroi postérieure*. — Incision *d'autoplastie gastrique* sur la *face antérieure* de l'estomac. — *Légende* : La même que ci-dessus ; *c, e,* Ligne d'autoplastie (incision).

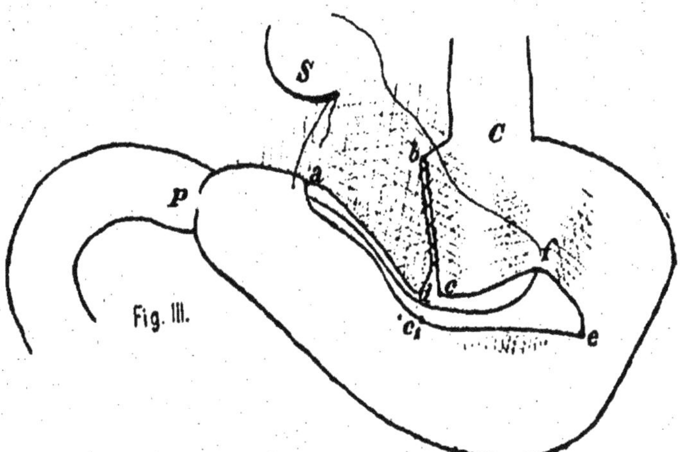


*Fig.* 33. — Gastrectomie partielle de la petite courbure, avec *autoplastie* : Suture de la perte de substance du *côté cardiaque*. — *Légende* : *c*, *b*, *d*, suture faite ; *a*, *f*, amorce de la suture avec l'aiguille *S* de la suture du *côté pylorique*.

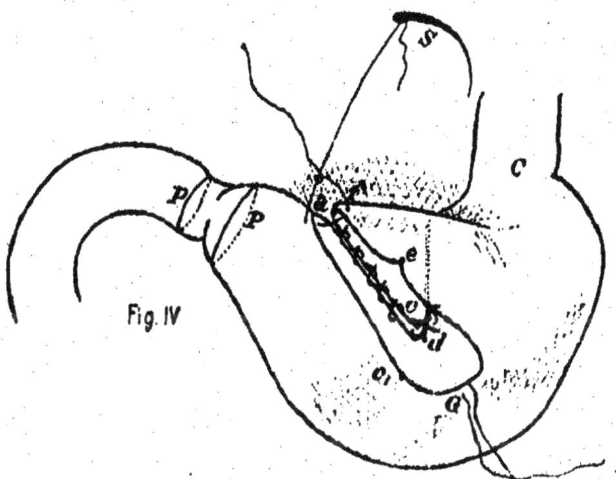


*Fig.* 34. — Même opération. — Amenée du *lambeau autoplastique* c, e, f, pour obturer la perte de substance. — *P*, *P.*, Incisions de la pylorectomie.

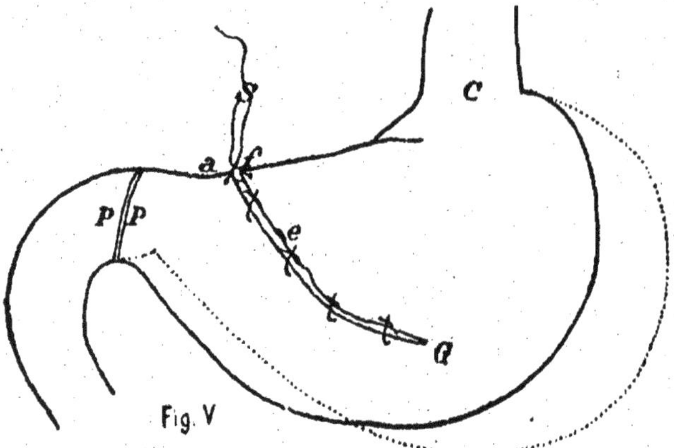


*Fig.* 35. — La même opération terminée. — *Légende* : *a*, *f*, *e*, *G*, suture de la partie antérieure de la perte de substance de l'estomac ; — *P*, pylore *C*, cardia.

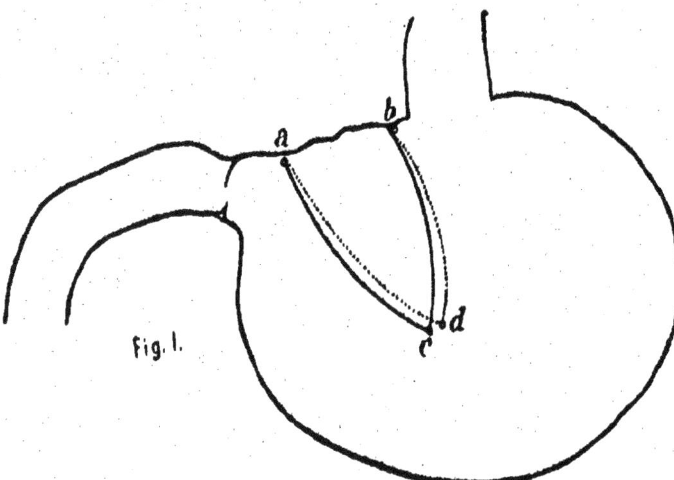


*Fig.* 36. — Gastrectomie partielle de la petite courbure en V typique. — *Légende* : *abc*, partie *antérieure* réséquée; *a b d*, partie de la face *postérieure* réséquée.

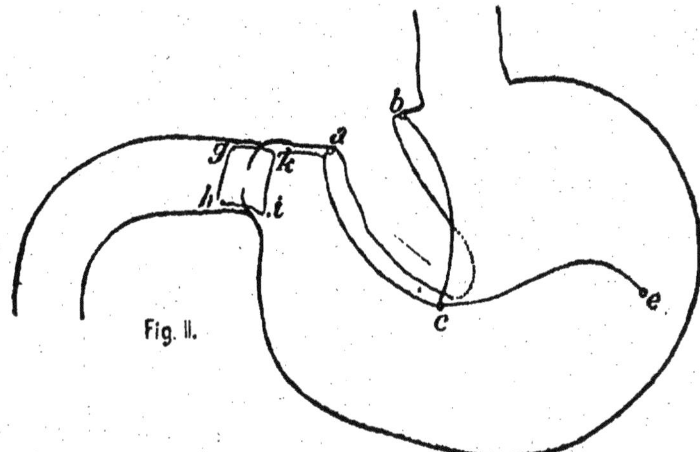


*Fig.* 37. — COMBINAISON de la *Gastrectomie partielle* ci-dessus, avec lambeau autoplastique antérieur, avec une *Pylorectomie partielle*. — *Légende* : *g*, *k*, *h*, *i*, perte de substance de la paroi antérieure du *pylore*.

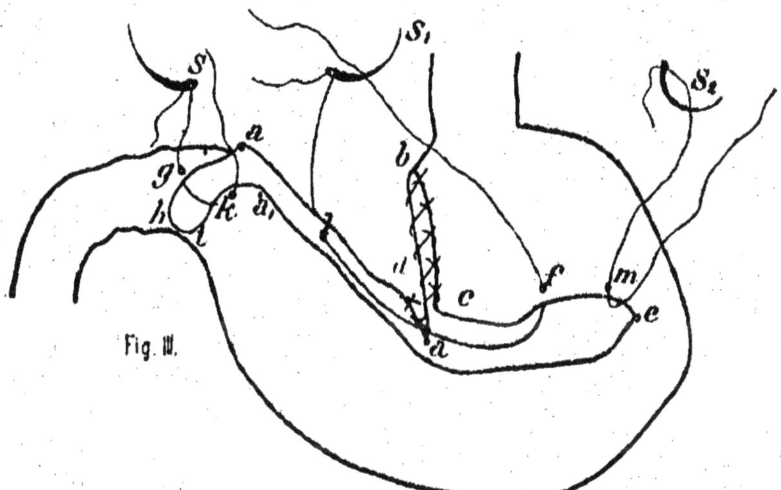


*Fig.* 38. — Même opération. — Début des *sutures combinées*, pour les diverses pertes de substance.

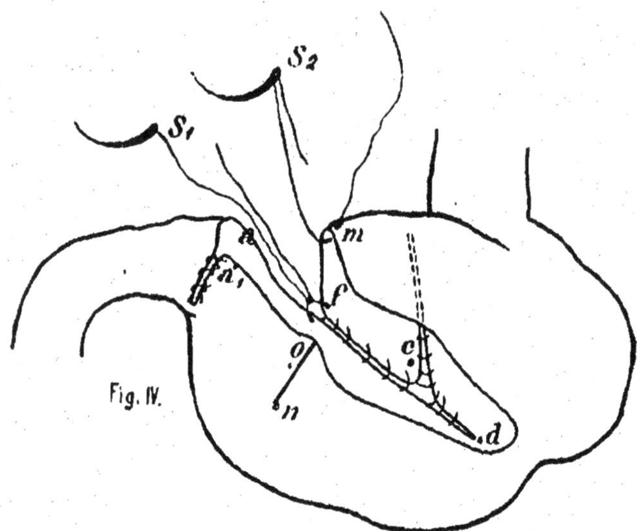


*Fig.* 39. — Même opération. — *Lambeau autoplastique* ramené au niveau de la gastrectomie de la petite courbure. *Suture postérieure* presque effectuée.

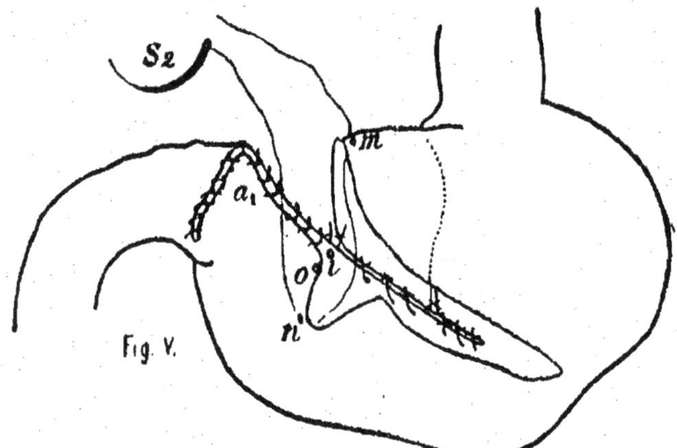


*Fig.* 40. — Même opération. — Exécution des points de suture. — Autre lambeau autoplastique.

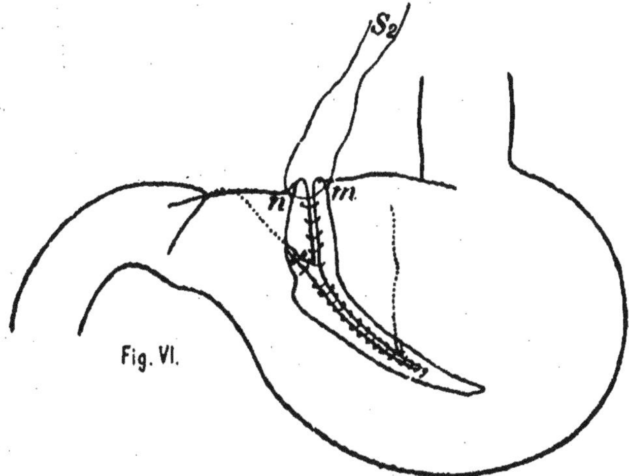


*Fig.* 41. — Même opération. — Il ne reste plus qu'à suturer *en avant.*

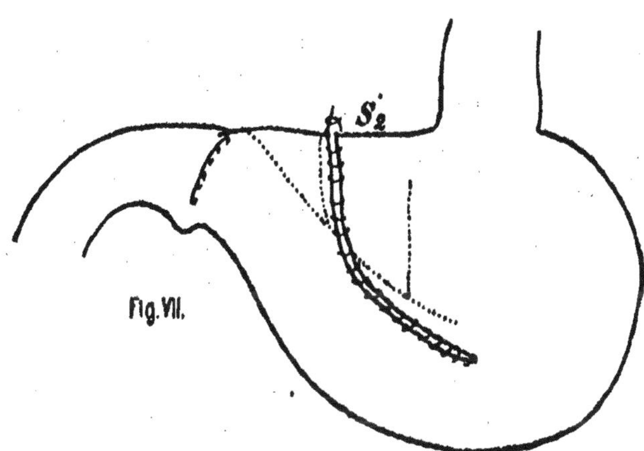


*Fig.* 42. — Opération complètement terminée

(Schwartz, 1898); *b*) Gastro-entérostomie et résection, en deux temps (Hirschfeld).

Ces interventions ne pouvaient évidemment que conduire les chirurgiens à faire, en une seule opération, ce qui réussissait si bien à deux reprises successives.

6° *Opérations combinées.* — Des opérations plus complexes encore ont été proposées dans les cas où la résection doit porter à la fois sur la *petite courbure* et d'autres parties de l'estomac. C'est ainsi que Jedlicka a décrit et figuré des méthodes opératoires variables, suivant les points à exciser.

Nous reproduisons seulement, d'après G. Rivière, les schémas de deux opérations, sans entrer dans une description complète : ce qui nous entraînerait trop loin. Qu'il nous suffise d'ajouter que nos figures ont trait :

1° A une résection de la *petite courbure*, combinée avec une excision d'une partie de la *paroi postérieure de l'estomac* (*Fig.* 31 à 35).

2° A une résection de la *petite courbure*, combinée à une *résection des parois de l'estomac*, et à une *pylorectomie partielle* (*Fig.* 36 à 42).

***

En ce qui me concerne, j'ai pratiqué deux gastrectomies partielles, dont l'une a précisément trait à une résection de la portion de la grande courbure (Obs. n° XV). Mais la seconde (Obs. XVI) est presque une pylorectomie ordinaire, car la tumeur était très voisine du pylore.

Je renvoie au texte de ces observations, publiées déjà *in extenso* (1); elles ont d'ailleurs fourni — ce qui est presque de règle — deux succès opératoires.

### VI. — Gastrectomie compliquée.

En même temps que la Gastrectomie, on a dû faire parfois la *Colectomie* des *résections partielles du foie* et *du pancréas*, etc. Mais ce serait évidemment sortir de notre sujet que déborde ici la description de ces opérations complémentaires. Il nous suffit d'en mentionner l'existence et la nécessité parfois.

(1) *Arch. prov. de Chir.*, février 1906.

# CHAPITRE VI.

## SUITES ET RÉSULTATS DE LA GASTRECTOMIE.

### I. — SUITES DE L'OPÉRATION.

I. RÉSULTATS D'ENSEMBLE. — *Statistique.* — Un assez grand nombre de travaux ont été publiés à ce sujet; parmi eux, je citerai la statistique d'Haberkant (1), la thèse d'Urbain Guinard (2), les statistiques de Czerny (3), Krönlein (4), Carle (5), von Mikulicz (6), Kocher (7),

(1) Haberkant. — *Archiv. f. klin. Chir.*, Berlin, 1896, t. LI p. 484 et 861.

(2) Guinard (Urbain). — *La cure chirurgicale du cancer de l'estomac.* Th. de Paris, 1897-1898, n° 484.

(3) Czerny [Statistique de Czerny, publiée par Steudel : *Die neueren Magenoperationen in der Czerny'schen Klinik und die bisherigen Dauerfolge. Archiv. f. klin Chir.*, Berlin, 1898 t. LVII, p. 459].

(4) Krönlein. — *Ueber die bisherigen Erfahrungen bei der radicalen Operation des Magencarcinoms. Arch. f. kl. Chir.*, 1898, p. 449.

(5) Carle. [D'après Carle et Fantino. *Beitrag zur Pathologie und Therapie des Magens. Archiv. f. klin. Chir.*, Berlin, 1898, t. LVI, p. 1 et 217].

(6) Mikulicz. — *Bericht über 103 Operationen am Magen, Archiv. fur klin. Chir.*, Berlin, 1896, t. LI, p. 9.

(7) Kocher. — *Zur Magenchirurgie bei Carcinom und bei Ulcus simplex. Correspond.-Blatt für schweizer Aerzte*, Basel, 1898, n° 20.

Hartmann (1), le relevé très récent fait par Bœckel (2), etc.

Les résultats immédiats des gastrectomies, qui, au début, étaient peu encourageants, sont devenus bien meilleurs.

C'est ainsi que, sur 239 pylorectomies, citées dans la statistique d'Haberkant, qui va de 1880 à 1894, et qui est divisée en deux séries, chacune embrassant une période de sept années, on trouve les résultats suivants.

*Première série* (1881 *à* 1887) : Mortalité totale, 62,8 pour 100 carcinomes, 107 cas, 70 morts; soit 65,4 pour 100 de mortalité. Lésions non cancéreuses : 14 cas, 6 morts; soit mortalité 42,8 pour 100. — *Deuxième série* (1888 *à* 1894) : Mortalité totale, 40,5 pour 100 carcinomes; 98 cas, 42 morts; soit une mortalité de 42,8 pour 100. Lésions non cancéreuses : 18 cas, 5 morts; soit une mortalité de 27,7 pour 100.

Urbain Guinard arrive à une mortalité de 35,39 pour 100, dans les sept ou huit dernières années.

Czerny a sur 29 gastrectomies : 11 morts. Krönlein a sur 24 gastrectomies : 5 morts. Carle a sur 14 gastrectomies : 3 morts. Mickulicz a sur 29 gastrectomies : 5 morts. Kocher a sur 30 gastrectomies : 5 morts. Hartmann a sur 10 gastrectomies : 4 morts (jusqu'à l'année 1899). — En

(1) Hartmann. [Terrier et Hartmann, *Chir. de l'est*, p. 300].
(2) Bœckel. — *De l'ablation de l'estomac*. Paris, Alcan, 1903.

résumé, sur ces 127 cas, il n'y a que 33 morts; soit 26 pour 100.

La statistique de Bœckel, si on la prend de 1897 à 1903, donne 57 pour 100 de guérisons; soit 43 pour 100 de mortalité.

Kocher (de Berne), en 1904 (1), a publié une statistique personnelle de 99 résections de l'estomac, dont 45 ont été exécutées dans les 6 dernières années; il n'indique qu'une mortalité de 5 pour 100 : ce qui est vraiment un magnifique résultat! 20 de ses opérés vivaient encore en octobre 1904; et l'un était guéri depuis 16 ans, et l'autre depuis 17 ans. Il a des survies, d'autre part, de 6,5 1/2 et 2 ans.

D'après lui, en ce qui concerne le cancer de l'estomac, il n'y a plus à hésiter : il faut opérer aussitôt que possible, c'est-à-dire aussitôt que le diagnostic de tumeur maligne est probable!

Ma statistique personnelle, qui repose jusqu'ici sur 30 cas, m'a donné 6 morts; soit une mortalité globale de 20 pour 100 environ : ce qui est un chiffre moyen. Mais ces 6 morts se trouvent compris dans mes 15 premiers cas (ce qui donnait alors 40 pour 100!). Quant à mes 15 dernières opérations, elles n'ont, par contre, fourni aucun décès. Ce fait, n'est-il pas vrai, est très digne de remarque.

(1) Kocher. — *XVII<sup>e</sup> Congrès français de Chirurgie*, 1904.

Il est bien évident que l'opération est plus grave dans les cas de cancers que lorsqu'il s'agit d'une autre affection. Le grand abaissement de la mortalité, que l'on constate aujourd'hui, est dû aux progrès de l'asepsie et de l'antisepsie, à l'amélioration de la technique, et aussi à ce que l'on sait mieux qu'autrefois choisir les cas relevant d'une intervention. Il faut tenir compte, en outre, de ce fait qu'on a opéré de la sorte d'assez nombreuses lésions bénignes. Les résultats obtenus prouvent en tout cas clairement que la gastrectomie est une opération précieuse, même dans le cancer de l'estomac, et qu'elle donnera les plus excellentes conséquences, quand on opérera les malades, avant qu'ils aient eu le temps d'arriver à la cachexie!

## II. — Résultats de l'opération.

A. Résultats généraux. — 1° *Tube digestif.* — Immédiatement après l'opération, il y a fréquemment de la *constipation.* Bien entendu, l'estomac n'est plus là pour garder les aliments et on se borne à donner des lavements nutritifs. Il est à noter qu'en général la constipation disparaît assez rapidement.

Certains opérés ont eu, au contraire, de la *diarrhée*, qui a pu être enrayée rapidement.

Lorsque, après la pylorectomie, il y a des *vo-*

*missements fétides*, le *lavage de l'estomac* est indiqué pour M. Bérard (de Lyon) (1).

Cet auteur, dans un cas, enleva un cancer du pylore. Quelques jours après l'opération la température était élevée. Comme l'haleine était fétide, on fit un lavage de l'estomac. A la suite de ce lavage qui ramena des liquides horriblement fétides, la température tomba rapidement, les phénomènes broncho-pulmonaires de la base droite ont disparu. La guérison fut rapide.

B. Complications. — a) *Les complications immédiates* du côté de la plaie ont été parfois les *abcès de la paroi*, avec élimination de fils et tissus nécrosés ; mais la réunion immédiate de la plaie est la règle. On peut enlever les fils à suture du dixième au quinzième jour ; le malade peut se lever quelques jours plus tard. En un mot, les complications purement stomacales sont celles que je citerai plus loin comme pouvant se produire au cours de l'opération, et sur lesquelles il n'y a pas à insister ici.

b) *Complications graves.* — 1° La complication la plus fréquente est la *péritonite*.

Personnellement, j'ai malheureusement à enregistrer trois cas de mort, sur 6 décès, qui sont dus à cette cause ; mais je dois faire remarquer que,

(1) *Soc. de Chir. de Lyon*, 1906, 14 juin.

dans ces circonstances, la péritonite par perforation, qui s'est produite, est certainement due à des *accidents d'ordre technique*.

En effet, dans l'observation V, la mort est survenue le dixième jour par rupture d'un surjet; j'avais fait, dans ce cas, une anastomose termino-latérale de Kocher.

De plus, dans l'observation VI, le décès, qui eut lieu dès le huitième jour, est dû à une cause analogue. Il y eut rupture de l'anastomose gastro-jéjunale, faite aussi d'après le procédé de Kocher.

Je n'ai pas besoin d'ajouter que ces deux accidents mortels m'ont obligé à abandonner définitivement une méthode, aussi difficile à bien exécuter, qui fut, pour moi, particulièrement funeste.

Malheureusement, mon troisième cas de mort (obs. XIV), comme l'a prouvé l'autopsie, est dû encore à un défaut de technique; il y avait, en effet, une péritonite par perforation, et une sorte d'orifice au niveau du *surjet de fermeture du duodénum*. La gastro-entérostomie postérieure exécutée présentait, par contre, une néostomose absolument intacte.

2° La *mort rapide* survient le plus souvent par *collapsus* et par *schok*. C'est ce qui a eu lieu dans mes observations III (Mort le 2e jour), XI (Mort le 1er jour), et XIII (Décès le 2e jour), c'est-à-dire dans la moitié (3 sur 6) de mes cas de mort.

C. Résultats spéciaux. — 1° *Lésions bénignes.* — Au bout de peu de temps, on peut même dire au bout de peu de jours, l'état de l'opéré est absolument satisfaisant ; et la guérison, dans nombre de cas, se maintient indéfiniment.

2° *Tumeurs malignes.* — Il est fréquent de voir l'état du malade s'améliorer rapidement après l'opération ; mais si, trop souvent encore, cette amélioration ne se maintient pas, c'est, comme nous l'avons dit plus haut, parce qu'on intervient trop tard. Et, si l'on ne peut pas s'attendre à avoir, dans les gastrectomies pour cancers, des résultats aussi heureux que dans les gastrectomies pour tumeurs bénignes, il n'en'est pas moins vrai que la durée de survie sera très notablement augmentée et que certains malades même auront une existence d'une durée normale, si on n'attend pas trop tard pour procéder à l'opération.

## III. — Résultats éloignés.

1° *Fonctionnement de l'estomac après la Gastrectomie.* — Nous ne pouvons à ce sujet que renvoyer aux auteurs que nous avons déjà cités dans le cours de notre travail, en rappelant les travaux ou observations de Péan, de Billroth, de Schlatter, de Brooks Brigham, de Czerny, de Terrier et Hartmann, etc., etc.

Après la résection *totale*, les opérés ne peuvent,

au moins pendant quelque temps, que prendre de la nourriture en petite quantité et à courts intervalles. C'est ainsi que les malades de Schlatter et de Brooks Brigham prenaient des aliments toutes les deux ou trois heures. Vers la quatrième semaine, ces deux opérés purent faire des repas presque complets.

Huit mois après l'opération, la malade de Schlatter se nourrissait comme une personne en bonne santé.

Après les gastrectomies un peu étendues, on peut observer parfois une *dilatation de la portion inférieure* de l'œsophage. Cette dilatation peut être plus ou moins considérable et s'accompagner d'épaississement des parois avec plis longitudinaux, formant de véritables colonnes.

En 1906, M. Quénu (1) a publié un fait très net de cette nature, consécutif à une gastrectomie presque totale, faite pour une linite plastique. Il vient corroborer ce que prévoyaient en 1899 Terrier et Hartmann (2), lorsqu'ils disaient : « On n'a pas encore constaté directement la formation d'une poche œsophagineuse après l'ablation totale de l'estomac ». Or, non seulement, la poche peut se former ; mais les parois du conduit s'épaississent notablement.

(1) Quénu. — *Bull. et mém. Soc. de Chir. de Paris*, 1906, 18 juillet, p. 738.
(2) Terrier et Hartmann. — *Chir. de l'estomac*, p. 302.

Une observation de Schuchardt (1) rapporte une sorte de *régénération* de l'estomac réséqué.

Les *vomissements* et *régurgitations* ne sont pas fréquents. C'est ainsi qu'après avoir eu, au début seulement, quelques régurgitations, la malade de Schlatter eut, une heure après un repas trop copieux, un vomissement alimentaire, abondant, trois semaines après l'intervention. Elle avait rendu, dix jours auparavant, une certaine quantité de bile, pendant qu'on faisait le pansement d'une de ses voisines; un peu plus tard, elle eut un troisième vomissement semblable. On fit l'analyse des matières que contenait le troisième vomissement : la réaction était acide; on ne trouva pas de HCL libre, mais de l'acide lactique. Le pouvoir tryptique des matières était évident; elles renfermaient aussi des matières colorantes, de la bile, et des acides biliaires.

Je rappelle ici qu'une de mes malades, à laquelle j'avais fait une résection pyloro-gastrique, fut mise au régime ordinaire de la salle le sixième jour et qu'une autre prit ce régime dès le quatrième jour; cela sans grands inconvénients.

Qu'il s'agisse de gastrectomie partielle ou de gastrectomie totale, on pouvait penser que le

(1) Schuchardt. — [*Régénération de l'estomac après résection totale*]. *Archiv. f. klin. Chir.*, 57. Bd., p. 454; et Comm. au 27ᵉ *Congrès allem. de Chir.*, 1[illegible]5.

temps de la traversée du tube digestif par les aliments était raccourci. Bien entendu, il l'est davantage dans la gastrectomie totale. Pour être fixé sur ce point, Schlatter constata la présence d'airelles dans les selles soixante-douze heures après leur déglutition. Les matières fécales ne sont modifiées ni dans leur consistance, ni dans leur composition, même après la résection totale de l'estomac. Elles contiennent de faibles quantités d'azote : ce qui prouve que les matières albuminoïdes sont bien résorbées.

L'analyse microscopique ne décèle rien d'anormal. Il en est de même pour les urines, qui, à part un léger abaissement du taux des chlorures, est absolument normal. Il est, d'ailleurs, bon de rappeler que la quantité des chlorures est abaissée dans l'urine des cancéreux.

Dans les résections pyloro-gastriques, l'amélioration de l'état général est rapide. On voit le *poids du corps* augmenter assez vite ; l'urine s'accroît en quantité et sa teneur en urée devient vite normale.

Ebstein (1), Kocher (2), Hartmann (3) ont signalé, surtout dans les premiers temps après l'opération, l'insuffisance pylorique, avec reflux

(1) Ebstein. — *Volkmann's Klin. Vorträge*, n° 87.

(2) Kocher. — *Correspondenz-Blatt für schweizer Aerzte*, Basel, 1892, n° 20 et 21.

(3) Terrier et Hartmann. — *Loc. cit.*, Obs. XIX, p. 253.

des liquides intestinaux dans l'estomac ; ainsi que je le dirai plus loin, il suffit de faire coucher ces malades sur le côté droit, pour que ces vomissements disparaissent.

Plusieurs explications de la continence gastrique ont été données. Mintz dit que l'intestin sous-jacent agit comme sphincter ; Carle et Fantino estiment qu'elle est due à la persistance du sphincter de l'antre du pylore. Ils s'appuient sur les recherches de Mintz, qui a prouvé que, pendant la digestion, le corps de l'estomac et l'antre pylorique sont indépendants.

Il arrive assez souvent qu'il y a accélération de la digestion et rapide évacuation de ce que contient l'estomac.

2° *Survie dans les gastrectomies pour cancer.* — Je rappellerai, une fois de plus, que, beaucoup trop fréquemment encore, les médecins font opérer *trop tard* les cancéreux, car la guérison radicale ne peut être très souvent espérée, lorsque la tumeur est palpable. On doit donc se baser, pour recommander l'intervention, sur l'*amaigrissement* du malade et sur l'*analyse chimique* du suc gastrique. Il est vrai, cependant, que la valeur diagnostique de cette analyse est fort discutée ; mais il est prudent d'être fixé sur la sténose pylorique, même, quand ayant constaté l'obstacle, on ne peut se prononcer sur sa nature. Des guérisons définitives peuvent, en effet, être observées à la suite d'opérations précoces.

La survie moyenne est de un an et cinq mois, suivant Krönlein (1); seize mois un quart, suivant Mikulicz(2); onze mois et quatre jours, selon Dreydorff (3). — Plusieurs malades ont vécu ou vivent encore deux à quatre ans après l'opération (Vautrin, Czerny, Hahn, Gersuny, Ricard, etc.).

D'autres ont vécu plus de cinq ans après (Billroth, Kocher, Maydl, Wölfler, Brooks Brigham, Chaput). Deux malades de Kocher et Ratimoff vivaient depuis plus de huit ans après l'intervention et sont bien portants. L'une des survies la plus longue, après l'intervention, a été constatée chez un opéré de Maydl, qui, le 15 février 1903, était encore en vie, après avoir subi une gastrectomie très étendue, qui datait de onze ans; sa santé était parfaite; il avait augmenté de poids, vaquait à ses occupations d'aubergiste, et se nourrissait comme tout le monde; il ne présentait aucune trace de récidive.

Récemment (4), on a cité : deux cas de Kocher,

(1) Krönlein. — *Archiv f. klin. Chir.*, Berlin, 1898, t. LVII, p. 449.

(2) Mikulicz. — *Archiv f. klin. Chir.*, Tübingen, 1894, t. XI, p. 333.

(3) Dreydorff. — *Beitr. z. klin Chir.*, Berlin, 1896, t. TLVI, p. 9.

(4) Hayem et R. Bensaude. — *Rev. fr. de Méd. et de Chir.*, 1906, n° 17, p. 265 [*Congrès de Lisbonne*, 1906].

présentant une survie de 16 et 11 ans; un cas de Kümmel (survie de 11 ans); un cas de Roux (9 ans et 4 mois); un cas de Mikulicz (survie de 8 ans 1/2); deux cas de Kronlein et Tuffier (8 ans); un cas de Czerny (7 à 8 ans); deux cas d'Hartmann (plus de 6 ans).

Ces faits, très scientifiquement observés, sont au-dessus de toute critique et tout à fait probants.

## IV. — Opérations complémentaires.

*Gastro-entérostomie secondaire.* — Dans certai-

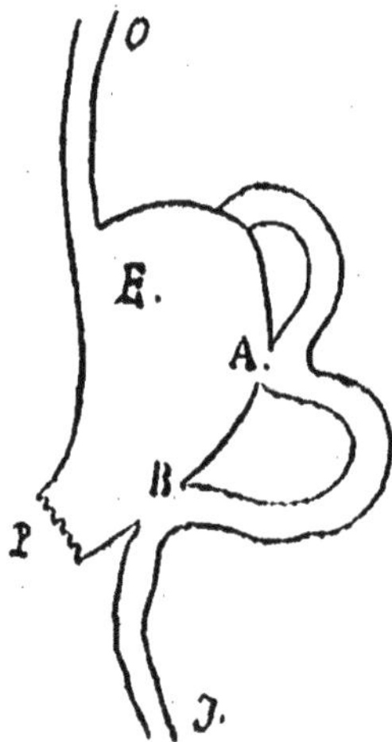


*Fig.* 43. — Pylorectomie pour cancer, suivie d'une 2e gastro-entérostomie. — *Légende* : E, estomac; A, premier abouchement; B, orifice de la gastro-entérostomie *secondaire*; O, œsophage; P, pylore; J, jéjunum.

nes circonstances, on est obligé, lors de survie, de refaire une gastro-entérostomie, après avoir effectué une pylo-rectomie; et cela peut se présenter surtout dans les cas de cancer. C'est ainsi que, dès 1884, on devait l'exécuter après une pylorectomie guérie, et qu'en 1900 Tuffier la fit également avec succès, deux ans après l'ablation d'une tumeur du pylore récidivée.

Dans un carcinome à marche lente, après une série complète d'accidents ayant duré deux ans, le Pr H. Folet (de Lille), en 1903, dut intervenir à nouveau pour rétablir les cours des matières alimentaires, après l'ablation du pylore. Mais, malheureusement, après cette seconde opération (*Fig.* 43), il survient encore (ce qui était à prévoir) une nouvelle série d'accidents. Il est, en effet, impossible de les éviter, en matière d'affections malignes récidivantes.

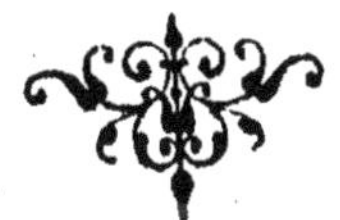

# CHAPITRE VII.

## INDICATIONS ET CONTRE-INDICATIONS DE LA GASTRECTOMIE.

La Gastrectomie, ou résection partielle ou totale de l'estomac, est une opération qui est indiquée dans plusieurs affections gastriques d'ordre très différent : ce qui se conçoit, puisqu'elle consiste tantôt dans une ablation de la totalité de l'organe, tantôt dans une résection pouvant porter soit au milieu de l'estomac, soit à l'une de ses extrémités, cardia ou pylore.

Il faut donc faire de suite dans ce chapitre de grandes coupes et distinguer très nettement ce qui a trait aux affections malignes et aux maladies médicales, dites bénignes, de l'estomac.

Nous aurons par suite à envisager :

1° Les *tumeurs malignes*, localisées :

*a*) Au pylore, cas le plus fréquent (Pylorectomie ;

*b*) A la partie moyenne de l'estomac (Gastrectomie partielle) ;

*c*) Au cardia (Cardiectomie) ;

*d*) Ou généralisées à tout l'organe (Gastrectomie totale).

2° Les *tumeurs bénignes*, très rares.

3° Les *affections bénignes*, qui comprennent :

*a*) Les ulcères de la partie moyenne (Résection gastrique partielle) ;

*b*) Les rétrécissements et les ulcères du pylore (Pylorectomie) ;

*c*) Autres affections : La linite plastique (Pylorectomie ou Gastrectomie totale) ; l'estomac biloculaire ; la dilatation de l'estomac ; certaines gastrites chroniques ; les fistules gastriques ; les hernies de l'estomac, etc., etc.

4° Les *traumatismes de l'estomac*.

5° Les *tumeurs parastomacales*.

### § I. — Affections malignes.

*Indications et contre-indications dans le cancer.* — L'indication principale de la gastrectomie est évidemment le cancer.

C'est indiscutablement Péan, qui, le premier, en 1879, a enlevé une portion d'estomac atteint de cancer. Il a été imité par Rydygier en 1880 ; mais c'est Billroth qui a obtenu, dans ces circonstances, la première *guérison* en 1881.

Un néoplasme de l'estomac (*Fig.* 44 et 45) peut être enlevé, quand, par l'exploration, on a constaté qu'il est *mobile* et sans adhérences à sa partie postérieure. Il faut avoir la précaution d'extirper les *ganglions*, qui sont situés le long des courbures, qu'ils soient infectieux ou d'ordre inflammatoire seulement, ainsi que l'ont constaté plusieurs auteurs (1).

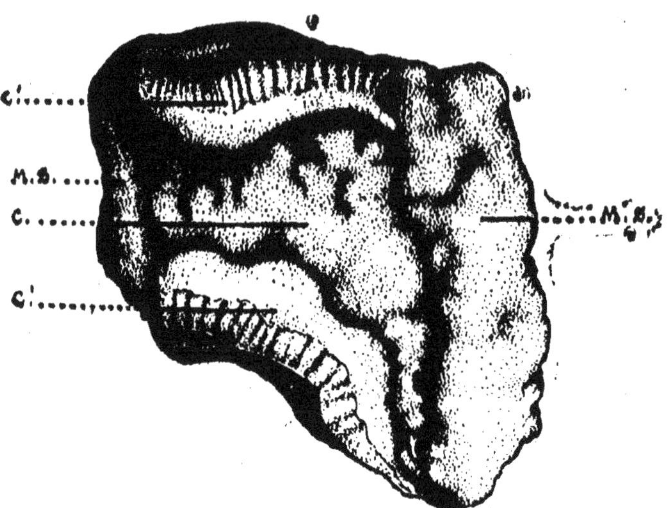


*Fig*. 41. — Pylore cancéreux enlevé [Cas de Doyen, 1892, obs. IX]. — *Légende* : M. S., muqueuse de l'estomac à droite, du duodénum à gauche : C, pylore rétréci ; *C C'*, coupe du pylore.

Quand le groupe ganglionnaire est situé sur la tête du pancréas, il vaut peut-être mieux, d'après

(1) Hartmann. — *Bull. et mém. de la Soc. de Chir.*, Paris' 1898, p. 262.
Carle et Fantino. — *Archiv. f. klin. Chir.*, Berlin, 1898, t. LVI, passim).
Langhans [Kocher. *Correspondenz-Blatt. für schweizer Aerzte*, Basel, 1893, p. 719].
Eiselsberg [Von Hacker. *Wiener klin. Wochensch.*, 1895 t. VIII, nos 25-27 ; obs. 2].
Schlatter. — *Beitr. z. klin. Chir.*, 1897, t. XIX, p. 757.

la plupart des chirurgiens, ne pas les extirper, car la récidive se produirait presque certainement et, par cette ablation, le malade serait exposé à des dangers plus grands. Mais cette règle est évidemment trop absolue.

D'ailleurs, il est indispensable de connaître le mode de propagation du cancer, pour pouvoir décider si la tumeur, en présence de laquelle on se trouve, est opérable, et jusqu'à quel point elle peut l'être.

Mikulicz (1) a démontré que le cancer de l'estomac peut se propager par quatre voies : 1° dans la paroi stomacale elle-même, par continuité; 2° par voie lymphatique, en dehors de la paroi stomacale; 3° à travers le péritoine, sur les organes que renferme ce dernier; 4° par voie sanguine (métastases lointaines).

Mikulicz dit qu'on a attribué trop peu de valeur, jusqu'ici, à la propagation par la paroi stomacale; ce qui a eu pour résultat de faire pratiquer des résections trop peu étendues. A l'appui de cette opinion, il rappelle qu'un grand nombre de *récidives* a eu lieu sur la *paroi stomacale*. Donc, pour éviter, autant que possible, cette récidive, il est absolument nécessaire de recourir à de larges opé-

(1) Von Mikulicz. — *Beiträge zur Technik der Operation des Magencarcinomes*. *XXVII° Congrès de la Soc. all. des Chir. de Berlin*, 14 avril 1898; et *Archiv. f. klin. Chir.*, 57. Bd., 1898, p. 524.

rations. D'ailleurs, il doit en être ainsi pour toutes les opérations de cancer.

La propagation par les vaisseaux lymphatiques est aussi très importante à connaître. Ainsi que l'a démontré Sappey (1), il y a quatre réseaux

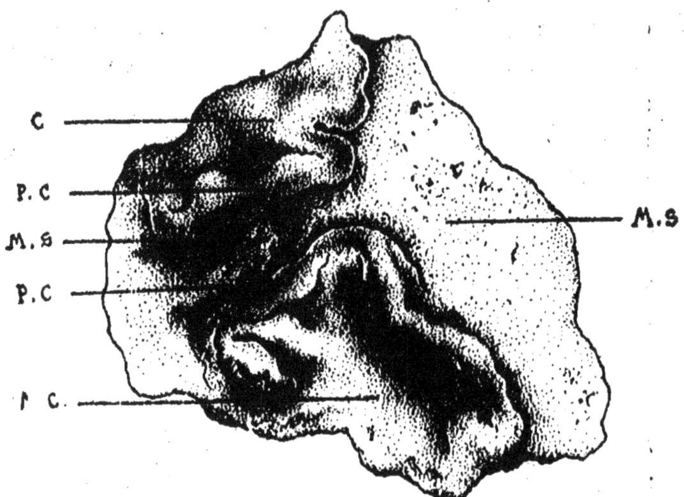


*Fig.* 45. — Pylore cancéreux enlevé (Cas de Doyen, 1892, obs. X). — *Légende* : M. S., muqueuses gastrique et duodénale; P. C. et C. parties cancéreuses.

principaux qui partent de l'estomac : 1° Les ganglions de la petite courbure, constituant un groupe dense, qui s'étend du pylore au cardia. Dans la plupart des cancers, ils sont infiltrés et forment

(1) Sappey. — *Anat. physiol. et pathol. des vaisseaux lymphatiques.* Paris, 1874.

une des principales voies de propagation du mal. Il faut donc les extirper; 2° Les ganglions de la grande courbure, qu'on voit en petit nombre, principalement dans la région pylorique. Ils sont isolés vers la grosse tubérosité; 3° Les ganglions du ligament gastro-colique. Leur extirpation doit donc être faite. Elle n'est pas difficile, quand les ganglions n'affleurent pas le côlon et ne sont pas adhérents au méso. En pareil cas, on lie souvent l'artère colique médiane : ce qui peut entraîner la *gangrène du côlon*. Pour éviter les accidents qu'elle cause, il faut faire, si besoin est, la résection de cette partie du tube digestif; 4° Les glandes lymphatiques pancréatiques sont, ainsi que nous l'avons dit plus haut, celles dont l'extirpation présente les plus grandes difficultés. Elles sont comme incrustées contre le pancréas et peuvent s'étendre le long du tronc de la veine porte. Leur extirpation, toujours dangereuse, nécessite parfois la résection d'une partie plus ou moins étendue du pancréas. D'où blessure presque certaine des artères pancréatiques et hémorragies, qui ne peuvent être arrêtées qu'en faisant une suture en plein tissu pancréatique (1), ou une ligature de l'artère splénique, en cas d'hémorragie rebelle (2). Il est inutile d'insister sur la gravité que présente le

(1) J. Bœckel. — *Loc. cit.*
(2) Mikulicz. — *Loc. cit.*

pronostic en pareille circonstance; mais il faut bien savoir qu'une telle intervention peut réussir.

D'un autre côté, il faut considérer le sens dans lequel se développe la maladie. Un *cancer de la petite courbure dépasse rarement le pylore*, pour se propager au duodénum. Au contraire, il s'étend facilement jusqu'au cardia. On peut donc, en semblable cas, n'enlever qu'une minime bande saine du duodénum, alors que, vers l'extrémité opposée, il faut opérer largement. On doit, d'ailleurs, distinguer plusieurs formes de propagation du cancer par continuité de tissu. La plus favorable, qui est malheureusement la plus rare, est le *cancer sessile*, à limites bien tranchées, partant de la muqueuse et faisant saillie dans l'intérieur de l'organe, sans causer le recroquevillement de l'estomac. Dans une autre variété, il existe une *infiltration diffuse* de la paroi de l'estomac; et, quand cette infiltration atteint le pylore, il en résulte une sténose, qui permet de porter le diagnostic. On peut, alors, en pratiquant une très large résection, espérer un succès durable. Quand le pylore est envahi *secondairement*, l'intervention opératoire est, en général, trop tardive ; on conçoit bien pourquoi. Aussi le pronostic, en semblable circonstance, est-il très mauvais.

Des formes de transition, auxquelles appartiennent la majorité des cancers de l'estomac, se rencontrent entre ces deux extrêmes. Quand le cancer

## TABLEAU. — Gastrectomies pour Tumeurs de la région gastro-duodénale.

*Observations personnelles.*

| NUMÉROS | NOMS | SEXE | DATE de l'opération | DIAGNOSTIC CHIRURGICAL. | PROCÉDÉ OPÉRATOIRE. | RÉSULTAT ET OBSERVATIONS. |
|---|---|---|---|---|---|---|
| 1 | R... | H. | 14 sept. 1895. | Induration cicatricielle du pylore. | Pylorectomie et anastomose termino-terminale en raquette. | Guérison définitive (Th. Canonne, n° 9). *Acad. de. Méd.*, 26 déc 1897. *Soc. de Chir.*, 16 mars 1898. p. 282. |
| 2 | L... (Louise). | F. | 3 mars 1898. | Néoplasme 1/3 inférieur de l'estomac (*Fig.* 7 et *Fig.* 8). | Pylorectomie et gastro-entérostomie postérieure en Y de Roux. | Suites opératoires très bonnes. Guérison (Th. Canonne, n° 6). *Arch. prov. de Chirurgie.* 1898. p. 456. |
| 3 | M... | H. | 8 nov. 1898. | Néoplasme de la petite courbure. | Pylorectomie et gastro-entérostomie postérieure (V. Hacker). | Décédé le lendemain (Ne figure pas in Th. Canonne). |
| 4 | L... | H. | 12 nov. 1898. | Néoplasme du pylore. | Gastrectomie partielle avec G.-E. lat. postérieure. | Guérison opératoire. Mort le 15 mai 1899 de cachexie cancéreuse (Thèse Canonne, n° 1). |
| 5 | L... | F. | 1 déc. 1898. | Néoplasme du pylore. | Pylorectomie et anastomose termino-lat. postér. de Kocher. | Décédé le 10 décembre de péritonite. Rupture d'un surjet (Th. Canonne. n° 7). |
| 6 | S... | F. | 7 janv. 1899. | Néoplasme du pylore (*Fig.* 5 et 6). | Pylorectomie et gastro-entérostomie postérieure (V. Hacker) | Guérison (Th. Canonne, n° 2). |
| 7 | C... | F. | 19 janv. 1899. | Néoplasme du pylore, adhérant à l'ombilic. | Pylorectomie et anast. termino-latér. antérieure. | Décédée le huitième jour, rupture de l'anastomose gastro-duodénale (Th. Canonne, n° 8. *Arch. prov. de Chir.* 1898. p. 462). |
| 8 | D... | F. | 9 févr. 1899. | Néoplasme du pylore. adhérant au pancréas. | Pylorectomie et gastro-entérostomie antérieure (Wölfler,. | Guérison opératoire. Pas d'amélioration, survie : 2 mois (Th. Canonne, n° 5). |
| 9 | S... | F. | 8 mars 1899. | Néoplasme du pylore, adhérant au pancréas. | Pylorectomie et gastro-entérostomie postérieure (V. Hacker). | Guérison opératoire. amélioration durable (Th. Canonne, n° 3). |
| 10 | P... | F. | 12 mars 1899. | Tumeur de la petite courbure. | Pylorectomie et gastro-entérostomie postérieure (V. Hacker). | Guérison (Th. Canonne, n° 4). |
| 11 | Y... (Jules). | H. | 29 juin 1899. | Tumeur de la petite courbure | Pylorectomie et gastro-entérostomie antérieure (Wölffer). | Décédé. — Survie : 1 jour. |
| 12 | G... | F. | 4 nov. 1899. | Néoplasme pylorique. | Pylorectomie et gastro-entérostomie postérieure (V. Hacker). | Guérison opératoire. — Amélioration rapide. |
| 13 | L... | F. | 13 janv. 1900. | Néoplasme pylorique. | Pylorectomie et gastro-entérostomie postérieure (V. Hacker). | Survie : 2 jours. |
| 14 | D... | F. | 22 mai 1900. | Néoplasme pylorique. | Pylorectomie et gastro-entérostomie postérieure (V. Hacker). | Survie : 7 jours ; péritonite par perforation. |
| 15 | P... (Agathe) | F. | 22 janv. 1901. | Néoplasme de la grande courbure. | Gastrectomie partielle et gastro-entérostomie postérieure. | Bronchite. Guérison opératoire. |
| 16 | P... | F. | 23 mars 1901. | Néoplasme ulcéré de l'antre pylori. e. | Gastrectomie partielle et gastro-entérostomie postérieure. | Congestion pulmonaire. Guérison. |
| 17 | G... | H. | 4 juillet 1901. | Noyau induré de pylore et glanglions épiploïques. | Pylorectomie. | Persistance de la cachexie. Œdème des membres inférieurs. |
| 18 | Y... (Alex.). | H. | 1 mars 1902. | Néoplasme du pylore et glanglions épiphloïques. | Pylorectomie et gastro-entérostomie postérieure (V. Hacker) | Congestion pulmonaire. Guérison. |
| 19 | B... | H. | 28 mai 1903. | Tumeur pré-pylorique. | Pylorectomie et gastro-entérostomie postérieure en Y. | Guérison. |
| 20 | J... | H. | 28 janv. 1903. | Tumeur. | 1° Gastro-entérostomie postérieure en Y.<br>2° Pylorectomie. | Guérison. — Survie : 6 mois. |
| 21 | H... | H. | 28 janv. 1903. | Tumeur. | Pylorectomie et gastro-entérostomie postérieure en Y. | Guérison. |
| 22 | R... | H. | 14 mars 1903. | Néoplasme du pylore. | Pylorectomie et gastro-entérostomie postérieure en Y. | Guérison. |
| 23 | B... | F. | 14 mai 1903. | Néoplasme et noyau cicatriciel du pylore. | Pylorectomie et gastro-entérostomie postérieure en Y. | Guérison. |
| 24 | H... (Louis). | H. | 30 mai 1903. | Néoplasme du pylore. | Pylorectomie et gastrectomie postérieure en Y. | Survie de 17 mois. |
| 25 | L... | F. | 25 juillet 1903. | Néoplasme du pylore. | Pylorectomie et gastrectomie postérieure en Y. | Guérison. |
| 26 | R... | H. | 7 octobre 1903 | Néoplasme du pylore. | Pylorectomie et gastrectomie postérieure en Y. | Guérison. |
| 27 | B... | F. | 9 janv. 1904. | Ulcère juxta-pylorique. | Pylorectomie et gastrectomie postérieure en Y. | Guérison rapide. — Fistule ombilicale pendant 8 mois, survenue 2 mois après l'opération. |
| 28 | G... | F. | 30 avril 1904. | Néoplasme du pylore. | Pylorectomie et gastrectomie postérieure en Y. | Guérison. |
| 29 | B... | F. | 1 juin 1904. | Néoplasme du pylore. | Pylorectomie et gastrectomie postérieure en Y. | Fistule près de l'ombilic. — Survie : 5 mois. Morte de cachexie. |
| 30 | C... | H. | 10 sept. 1904. | Néoplasme du pylore. | Pylorectomie et gastrectomie postérieure en Y. | Guérison. |
| 31 | O... | F. | Novemb. 1904. | Ulcère gastrique, induration pylorique. | Pylorectomie et gastrectomie postérieure en Y. | Guérison. |

s'est propagé à travers le péritoine ou par la voie sanguine, il y a contre-indication à toute opération radicale; on doit se contenter de faire une gastro-entérostomie quelconque ou la jéjunostomie : de préférence, la gastro-entérostomie en Y antérieure.

La *dégénérescence ganglionnaire* dans le mésentère ne doit pas être, d'une manière générale, une contre-indication formelle à l'opération.

En effet, Martin du Pan (1) a écrit :

« Quand il s'agit d'une tumeur ulcérée anfractueuse, dont la surface est couverte de détritus infectieux, rien n'empêche que la *lymphadénie* ne soit pas simplement d'origine microbienne et ne disparaisse, quand la source de l'infection a été supprimée.

Je me rappelle un cas de carcinome de l'estomac, auquel le Prof. Kocher a pratiqué la résection du pylore. Après l'ouverture de l'abdomen, il trouva une quantité de ganglions indurés sur le mésentère : ce qui lui défendait d'admettre la possibilité d'une guérison radicale. Il pratiqua cependant l'opération, pour débarrasser au moins le malade de sa rétention gastrique. Deux ans plus tard, le malade revint dans le service avec une petite récidive de la paroi abdominale sur la cicatrice opératoire. En l'excisant, le

(1) Martin du Pan. — *Revue de Chirurgie*, Paris, 1906, xxxiv juillet, p. 144.

professeur put constater que la paroi stomacale ne présente aucune induration anormale, et que les ganglions mésentériques avaient complètement disparu.

Il s'agissait bien d'une adénopathie d'origine infectieuse; et pourtant la tumeur, dont l'examen microscopique a été fait à l'Institut de Pathologie, était bien un carcinome ! »

En s'appuyant sur les données d'anatomie pathologique, on pourra écarter toute intervention radicale, quand on constatera, en faisant l'examen clinique, des signes de *généralisation cancéreuse* : augmentation de volume du foie, ganglions sus-claviculaires, etc. Un symptôme très important, en semblable cas, est le *varicocèle* de date récente, varicocèle symptomatique, qui indique une compression des vaisseaux spermatiques par des ganglions prévertébraux.

Il ne faut donc pas attendre, mais intervenir, dès que le diagnostic de cancer est posé ; la guérison radicale, si elle est possible, sera d'autant plus probable que l'opération aura été précoce et largement faite. Malheureusement, il n'est pas toujours facile, loin de là, de poser un diagnostic précoce. On a attribué une grande valeur à l'*anachlorhydrie* et à la présence de l'*acide lactique*; mais, quoiqu'il faille en tenir compte, ces phénomènes ne constituent pas des signes absolus de néoplasie gastrique. Ewald (1) disait, avec raison, il y a quelques années : « Les cas opérés de bonne heure jusqu'à présent l'ont été, non pas à la suite d'un diagnostic précoce, mais parce que, dans ces derniers temps, on arrive plus vite à l'opération qu'on ne le faisait il n'y a pas longtemps encore. En dépit de tout, il reste comme base d'appréciation, sur laquelle on conseille en général l'opération, la présence d'une *tumeur palpable.* L'opération précoce dépend donc de la rencontre prématurée d'une tumeur ».

En résumé, deux choses conduisent à intervenir dans le cancer de l'estomac : la présence d'une *tumeur*, à laquelle peuvent être attribués les accidents ; et les *troubles fonctionnels.* Quant à moi, j'estime que, si l'on constate la présence d'une tumeur, il ne faut pas même recourir aux moyens médicaux, mais procéder le plus tôt possible à l'intervention chirurgicale. Hartmann pose en principe que tout estomac, présentant de la stase gastrique, constatée avec la sonde après quatorze heures de jeûne absolu est justiciable d'une intervention chirurgicale : gastro-entérostomie, s'il s'agit d'une sténose fibreuse ; la gastrectomie, s'il s'agit d'un néoplasme. Je suis tout à fait de son avis.

(1) Ewald (C. A.). — *Erfahrungen ueber Magenchirurgie vornehmlich bei malignen Geschwülsten. Berlin. klin. Woch.*, 1897, t. XXXIV, p. 797 et 824.

La laparotomie exploratrice devrait être faite fréquemment, car il ne faut pas oublier que la tumeur n'est perceptible qu'exceptionnellement, d'une manière précoce, par le palper abdominal. Lorsqu'on constate l'existence d'une sténose pylorique, l'intervention est toujours justifiée ; on peut, en effet, en semblable circonstance, prendre une décision *de visu*, et voir s'il faut faire une pylorectomie, ou se contenter d'une gastro-entérostomie.

Et même quand, dans une affection de l'estomac, le mal a une marche progressive, malgré tous les traitements médicaux, une *laparotomie exploratrice* est indiquée. C'est ainsi qu'on arrivera à guérir beaucoup de cancers de l'estomac, et à extirper les tumeurs opérables.

En 1893, Duleau (Thèse, Bordeaux) citait 25 pylorectomies pour cancer, avec 25 succès seulement. Matti (1) a étudié, au point de vue des résultats éloignés fournis par la gastrectomie dans le *cancer de l'estomac*, 97 opérations. 28, 2 o/o étaient encore vivants en 1904 ; et la durée moyenne de la survie a été de 18, 7 mois.

Goullioud (de Lyon) (2), qui, en 1905, avait fait 13 pylorectomies, dans diverses circonstances,

(1) Matti. — *Beitr. f. Chir. des Magenkrebs. Deut. Z. Chir.*, Bd. 77, 1-3.

(2) Goullioud. — *De la pylorectomie. Lyon méd.*, 22-29 janvier 1905.

arrivait à des conclusions plutôt favorables en ce qui concerne le cancer, et déclarait qu'on avait là une bonne opération pour aborder le traitement radical de cette terrible localisation.

D'après M. le Pr Poncet (de Lyon)(1), la gastrectomie est l'opération radicale du cancer de l'estomac, de même que l'amputation du rectum est l'opération radicale du cancer de cet organe. Lorsque les médecins seront convaincus de cette vérité, la thérapeutique du cancer de l'estomac aura certainement subi plus qu'une amélioration, une véritable transformation.

Voici le résumé des douze observations qu'il a publié récemment et qui vient corroborer ces affirmations.

Obs. I. — F. de 60 ans. Cancer de l'antre pylorique avec périgastrite. Pyloro-gastrectomie le 20 mars 1903. Mort de fistule gastrique.

Obs. II. — F. de 63 ans. Cancer du pylore et de l'antre pylorique adhérant à la paroi. Ablation du pylore et de la portion pylorique de l'estomac, le 10 mai 1903, sur une étendue de 15 centimètres. Reste guérie le 1er juillet 1905.

Obs. III. — F. de 40 ans. Cancer du pylore et de l'antre pylorique. Large résection. Gastro-entérostomie. Mort de péritonite due à la chute d'une pince pendant l'opération.

(1) Poncet et Debove. — *Académie de Médecine*, 25 juillet 1905.

Obs. IV. — F. de 66 ans. Léiomyome du pylore. Pylorectomie. Tumeur mobile. Guérison opératoire le 30 octobre 1903. Guérison maintenue en janvier 1905.

Obs. V. — F. de 42 ans. Carcinome colloïde du pylore et de l'antre pylore. Tumeur mobile. Ablation de 15 cent. d'estomac, le 10 avril 1904. Guérison. Récidive le 20 décembre 1904. Gastro-entérostomie. Mort en mai 1905.

Obs. VI. — H. de 58 ans, carcinome du pylore et de l'antre pylorique. Gastro-pylorectomie. Guérison opératoire. Mort cinq mois après de récidive.

Obs. VII. — H. de 53 ans, carcinome glandulaire de l'antre pylorique. Gastrectomie le 26 octobre 1904. Guérison maintenue le 1er juillet 1905.

Obs. VIII. — H. de 69 ans. Adénome malin avec adhérences étendues. Gastro-pylorectomie le 2 février 1904. Reste guéri.

Obs. IX. — F. de 68 ans. Carcinome du pylore avec hématémèse. Pylorectomie le 28 octobre 1904. Reste guérie le 1er juillet 1905.

Obs. X. — F. 48 ans. Carcinome colloïde adhérent au pancréas. Opération le 24 janvier 1905. Mort le 10 février.

Obs. XI. — H., 68 ans. Carcinome diffus de l'estomac avec généralisation. Mort le lendemain de l'opération, le 10 janvier 1905.

Obs. XII. — H. de 45 ans. Carcinome colloïde. Gastrectomie subtotale le 16 juin 1905. Sorti guéri le 4 juillet.

L'opinion de notre collègue est confirmée en outre par les *résultats éloignés* qui, malgré les conditions les plus défavorables de par la variété de la tumeur et son ancienneté, le mauvais état général du sujet, etc., ont été pour lui des plus satisfaisants. Ici encore, et certainement plus par le fait de la nature de l'organe, de son rôle physiologique élevé, de son siège, etc., on peut affirmer que si le résultat immédiat est en rapport avec la précocité de l'opération, les suites éloignées lui sont complètement subordonnées.

Cette double proposition, dit-il, découle de toutes les statistiques publiées, soit en France, soit à l'étranger, à propos de la chirurgie gastro-intestinale. Les résultats opératoires se sont, dans ces dernières années, considérablement améliorés; et l'expérience a montré, le coefficient personnel de succès mis à part, que les interventions sur l'estomac, en particulier pour le cancer du pylore, en étaient le seul traitement.

Et il résume cette donnée thérapeutique, si importante, dans cette conclusion terminale, que nous ne pourrons qu'approuver.

*Tout cancer présumé de l'estomac exige, à une date aussi rapprochée que possible, une laparo-*

*tomie, qui aura d'autant moins de chances d'être uniquement exploratrice qu'elle aura été pratiquée à une époque plus rapprochée du début de la maladie. A moins de contre-indications locales, qui alors pourront être considérées comme exceptionnelles, cette laparotomie sera suivie d'une résection plus ou moins étendue de l'estomac cancéreux.*

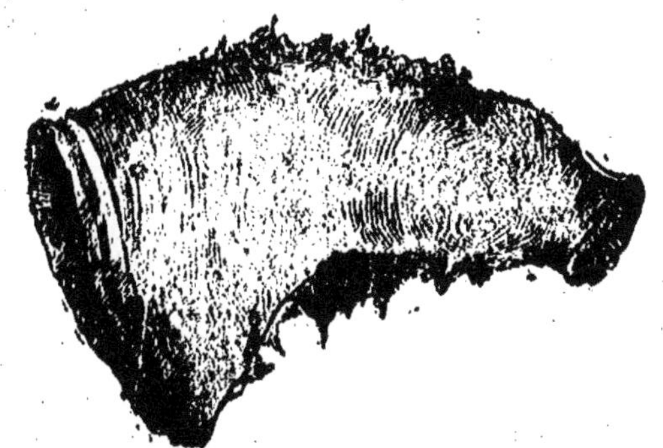

*Fig.* 46. — *Néoplasme* pylorique enlevé (Obs. VI. Monprofit). — Aspect extérieur, de la partie réséquée.

Pour mon compte, j'ai eu l'occasion de pratiquer déjà 28 gastrectomies pour affections malignes de l'estomac, qui sont résumées dans le tableau précédent.

Ces 28 opérations se répartissent, comme je l'ai dit déjà, de la façon suivante :

26 *Pylorectomies*, avec 6 morts, et 20 guérisons opératoires, *Fig.* 46 et 47.

2 *Gastrectomies partielles*, avec 2 guérisons opératoires.

Je n'ai pas eu à pratiquer encore de *Cardiectomie* ou de *Gastrectomie totale*.

Il est bien évident que le pronostic (1) varie avec ces diverses variétés opératoires et que la gastrectomie partielle, qui se pratique d'ordinaire

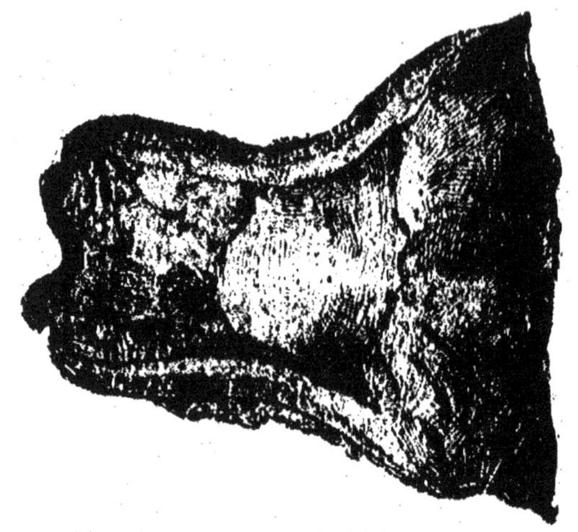

*Fig.* 47. — *Néoplasme* pylorique enlevé (Obs. VI, Monprofit). — Aspect de la muqueuse.

pour les tumeurs de la partie centrale de l'organe, comme dans le cas récent si bien étudié, de Ch. L. Scudder (2), est l'intervention la moins grave

(1) En 1893, Duleau (*De la pylorectomie dans le cancer de l'estomac* Thèse, Bordeaux, n° 68) citait seulement 25 pylorectomies pour cancer avec 5 succès ; soit 20 o/o de mortalité.

(2) Ch. L. Scudder. — *Resection of the middle third of the tsomach for carcinoma of the greater curvature. Annals of Surgery*, 1905, mai, 712-714 figures. — A rapprocher de ceux de A. Thomson (1904) ; de Vallas (*Lyon méd.*, 1905, p. 404) ; etc., etc.

et de beaucoup : ce que l'on comprend très bien. Aussi peut-on dire qu'elle a des indications plus larges que les autres opérations ; mais on ne peut pas aller plus loin, car il y a toutes les transitions entre elle et l'ablation totale, et même les extirpations des parties correspondant aux orifices gastriques.

## § II. — Tumeurs bénignes.

Les tumeurs bénignes de l'estomac sont extrêmement rares. Pourtant on en a déjà opéré quelques cas.

C'est ainsi que Lyman (1) a enlevé, après gastrostomie, un *adénocarcinome*, faisant saillie dans la cavité de l'organe.

Henold (2) a fait l'ablation d'un *myôme* pylorique, faisant saillie dans l'estomac.

La même intervention a été faite pour des tumeurs stomacales pédiculées, saillantes à la surface de l'organe. Von Erlach, von Eiselsberg (3), ont opéré des *fibromyômes* appartenant à cette

(1) Lyman. — *Annals of Surg.*, Phil., 1896, t. XXIV, p. 310.
(2) Hernold. — *Deutsche med. Woch.*, Leipzig, 1898, n° 4.
(3) *Wiener. klin. Woch.*, 1895, p. 272.
Dans le cas de von Erlach, la tumeur qui pesait 5500 grammes, était implantée sur la petite courbure. — Dans celui de von Eiselsberg, la tumeur pesait de même 5 kilogr. et demi, et était implantée sur la face antérieure de l'estomac par une base large comme une assiette. (Freiher von Eiselsberg. *Zur Casuistik der Resectionen und Entero-anastomosen am Magen und Darmcanale. Arch. f. klin. Chir.*, Berlin, 1897, t. LIV, p. 568).

dernière catégorie, et ayant subi un début de dégénérescence sarcomateuse.

Rutherford, Morison (1) ont pratiqué quelques ablations de tumeurs bénignes.

Je n'ai jamais eu, pour mon compte, l'occasion de rencontrer des tumeurs de cette nature, quoique j'ai déjà pratiqué un nombre fort respectable de laparotomies pour affections gastriques, plus de 300 !

## § III. — Affections bénignes.

I. Ulcères de l'estomac. — 1° *Ulcères non compliqués de l'estomac proprement dit*. — On a fait déjà un certain nombre de *résections partielles* de l'estomac pour des ulcères en voie d'évolution ; mais la gastrectomie est encore peu utilisée dans ces conditions.

Dès 1881, Rydygier a excisé le pylore pour un simple *ulcère* de l'estomac ; mais il y avait aussi *rétrécissement* (Voir plus loin). — Son exemple fut suivi par Lauenstein (3 janvier 1882 ; par Von Kleef (27 janvier 1382), puis Czerny (13 décembre 1882), Billroth 3 avril 1883), Mikulicz, etc.

Nous avons pu trouver l'indication des autres faits suivants, en ce qui concerne la *gastrectomie* proprement dite.

(1) Rutherford Morison. — *Brit. med.* J. London, 1898, t. I, p. 481.

Czerny (1887) (1); Maydl (1891); Cordua (2); König, Mikulicz, Grad, Jonas, Salomon, Lambotte (3), Keen, Price, Roux (1893); Schuchardt (4) (1891); Horrocks (1895); Compland et Sutton (1894); Kolaczek (5), Körgius (5), Brenner (1896) (2 cas, 2 guérisons); opérations Hofmeister (7); Cutter et Elliot, Armstrong, Gilford, Mikulicz (8) (1897); Monprofit (1898); J.-H. Nicoll (1900); Kellock (Th. H.) (1902); E W. H. Groves, Taruffi (1902); Arthur Evans (1903); Pinatelle (opération de Jaboulay) (1905), etc., etc.

Pendant longtemps, on a surtout préconisé contre l'ulcère la gastro-entérostomie, à la suite de la première opération due à Mikulicz (1886); mais, dès 1903, apparaissaient des plaidoyers en faveur de la résection (Stich, élève de Garré, et Warnecke, en 1903; en 1904, Brenner et Jedlicka,

(1) Czerny, cité par Maurer. — *Archiv. für klin. Chir.*, Berlin, 1887, t. XXX, p. 1.

(2) Cordua, d'après la *Revue d. Sc. m.*, t. XXXIV, p. 259.

(3) Lambotte; in Marion, *loc. cit.*, p. 231.

(4) Schuchardt. — *Centr. bl. f. Chir.*, Leipzig, 1894; Beilage, p. 48.

(5) Kolaczek. — *Ein durch ein Magengeschwur hervorgerufener Magendivertikel das eine Neubildung vergetascht hat. Mitt. aus de Grenzgebieten der Medizin und Chirurgie*, Iéna, 1896, t. I, fasc. 2.

(6) Krogius. — *Central bl. f. Chir.*, 1896, p. 538.

(7) Hofmeister. — *Beitr. z. klin. Chir.*, Tübingen, 1896, t. XV, p. 351.

(8) Mikulicz. — *Die chirurgische Behandlung der chronischen Magengeschwurs. Berlin klin. Wochenschr.*, 1897, p. 488, 522, 540, 561.

de chez Maydl) ; en 1905, P. Clairmont, élève de von Eiselsberg, et Bake).

Actuellement on préconise la combinaison de ces deux opérations (G. Rivière, 1906), pour lutter plus surement contre l'affection qui nous occupe.

Il ne faut oublier qu'on a aussi préconisé l'association de la *Gastrolyse*, imaginée par Loreta en 1888, à la résection de l'estomac, opération qui a été pratiquée avec succès pour la première fois par Billroth dès 1888.

Malgré ces observations, dont beaucoup ont eu un résultat favorable, on n'a plus guère recours à la gastrectomie partielle ou à la pylorectomie pour ulcère de l'estomac. On lui préfère la gastro-entérostomie, dont les résultats immédiats sont excellents. Les vomissements cessent, les douleurs sont atténuées, et l'alimentation peut être reprise très rapidement.

Je ferai remarquer que la gastro-entérostomie est bien plus bénigne que l'excision de l'ulcère. En quelques semaines, les patients les plus atteints sont sur pied. On a beaucoup discuté les résultats éloignés de cette opération. Mon sujet ne comporte pas, sur ce point, une étude spéciale ; je me borne à dire que les craintes émises sont exagérées.

J'ajoute que l'excision d'un ulcère gastrique n'écarte pas la gastro-entérostomie.

2° *Ulcères du pylore.* — Ce que je viens de dire au sujet des ulcères de l'estomac s'applique aux ulcères du pylore.

C'est Rydygier qui le premier a fait une pylorectomie pour *ulcère* le 21 novembre 1881. Son malade guérit et fut revu plusieurs années après ; et, même, en 1905, 25 ans plus tard, ce chirurgien pouvait le présenter au Congrès international de Bruxelles.

On peut citer, en outre, les cas suivants de *résection pylorique* pour ulcère : Jessop (1895); Chaput (1897); Jonnesco (1902) (ulcère simple dégénéré); R. A. Sterling (1903); Gouilloud (1905).

3° *Ulcères compliqués.* — Parfois, l'ulcère de l'estomac peut n'être diagnostiqué que par les *hémorragies* abondantes qu'il provoque. D'autres fois, il se complique de la présence d'une *tuméfaction importante.* Enfin, il peut causer une *perforation.* Dans ces divers cas, c'est à la gastro-entérostomie qu'on a aujourd'hui recours encore.

a) *Hémorrhagies.* — Si cette opération n'a pas donné des résultats bien satisfaisants dans les hématémèses aiguës, elle en a donné du moins d'excellents dans les hématémèses chroniques (Doyen, Guinard, Küster, Bard, Petersen, Roux, Tuffier, Hartmann, Rodmann, Krönlein, Adenot, Savariaud, Pinatelle, Robson, etc.).

b) *Tuméfactions péri-ulcéreuses.* — Il ne semble pas qu'on ait fait, de parti pris, des gastrectomies pour des tuméfactions péri-ulcéreuses. Mais, au début surtout des opérations sur l'estomac, on diagnostiqua souvent des cancers limités, alors qu'il ne s'agissait que de tuméfactions de nature bénigne, en rapport avec un ancien ulcère cicatrisé, ou avec un point de limite localisée, compliquée d'hypertrophie de la paroi stomacale. Les succès obtenus firent songer à intervenir chirurgicalement, de parti pris, dans ces cas. Mais ici, comme pour les ulcères non compliqués ou compliqués d'hématémèses chroniques, on préfère, à bon droit désormais, la gastro-entérostomie (Chaput, Mauclaire, Jessett, etc.), qui, en mettant l'estomac au repos, assure la guérison régulière de la lésion originelle.

Ces tuméfactions bénignes siègent soit au niveau du pylore, soit sur un point quelconque de l'estomac. Celles qui siègent au pylore sont forcément confondues avec les rétrécissements non néoplasiques de cette région, dont nous allons parler.

L'ulcère, dit *calleux et pénétrant*, mais non perforé, variété bien décrite par Brenner et Lorenz (1) entre autres (1903), a été traitée par la résection. Dans les cas d'ulcères calleux péripyloriques,

(1) Lorenz. — *Zur Chirurgie des kallœsen penetrierenden Magengeschwurs. Wiener klin. Woch.*, 1903, p. 1127.

nécessitant une résection du pylore, W. J. Mayo, sur 7 opérations de cette sorte, qu'il dénomme *opération de Rodman* (par suite de la technique employée), n'a pas eu un seul insuccès (juin 1906). — C'est là une belle statistique, quoiqu'elle soit restreinte à 7 cas. Mais, d'après Brenner, la *pylorectomie*, totale ou partielle, est manifestement insuffisante, car elle ne modifie pas l'état

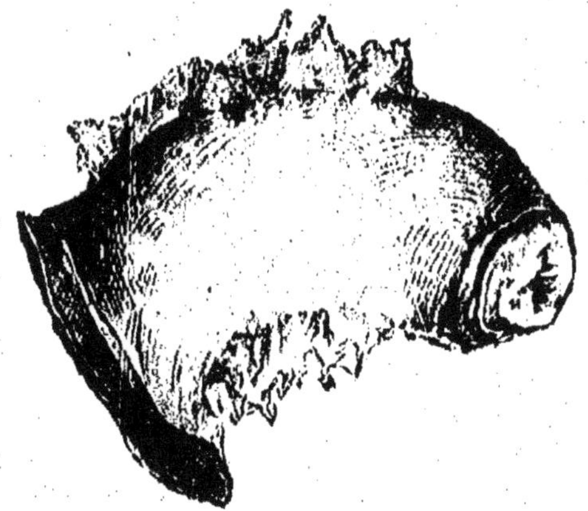

*Fig.* 48. — Pylore enlevé, paraissant atteint d'un ulcère calleux (Obs. II, Monprofit).

de l'estomac, en dehors du lieu même où se trouve la lésion réséquée.

Aussi cet auteur a-t-il proposé de la faire toujours suivre d'une gastro-entérostomie, qui doit être *simultanée*. Cette méthode complexe lui a donné des résultats meilleurs que la simple résection, qui doit être segmentaire et circulaire, bien entendu.

Terrier et Hartmann, en 1899, ont opéré de la sorte deux fois avec succès; et je crois que d'autres auteurs les ont imités.

D'ailleurs ces auteurs, avec Mikulicz, n'admettent guère la résection seule que pour les ulcères de la face antérieure, car, dans ces conditions, l'opération est évidemment d'une exécution facile.

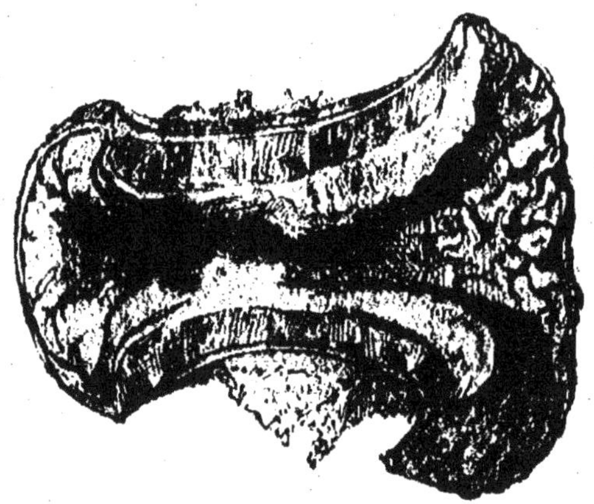

*Fig.* 49. — Aspect de la muqueuse du pylore enlevé (Obs. II, Monprofit). — En réalité, la clinique a prouvé qu'il s'agissait d'un néoplasme, et non d'un ulcère.

Il est un autre fait acquis. La *multiplicité* des ulcérations constitue une contre-indication très nette de ce mode d'intervention. Or, comme on n'en sait jamais à l'avance le nombre exact, même après laparotomie et gastrotomie exploratrice, il est évident que la gastro-entérostomie peut réussir là où une résection unique aurait été insuffisante.

Toutefois, il faut bien savoir qu'en présence d'un échec de la gastro-entérostomie, on peut recourir ensuite à l'*excision*, avec des chances de succès, comme dans le cas de Gauthier (opération de Jaboulay), publié en 1905. Mais on revient alors à une opération combinée en deux temps, dont il sera question plus loin.

c) *Ulcères cicatrisés.* — On a réséqué par contre (Billroth, etc.) des ulcères cicatrisés; et le cas de Tricomi (1892) est l'un des types des opérations de cette nature.

d) *Perforations.* — Mais c'est surtout dans les *ulcères perforés* qu'on a eu recours à la résection gastrique. On en trouvera de nombreux exemples cités dans le mémoire de Rodmann (1902). Tant qu'à la pylorectomie, elle a été pratiquée dans ces conditions par Keetly (d'après Brunner), en 1902, au dire de M. Gross (1904).

⁂

Mon expérience personnelle de la *résection*, en matière d'*ulcère*, est très limitée.

Le 3 mars 1898, j'ai cru faire une résection partielle, suivie de gastro-entérostomie en Y, pour un ulcère calleux; mais cette résection était une *pylorectomie* (1); et la malade était atteinte en

(1) A. Monprofit. — *Gastrectomie partielle avec gastro-entérostomie en Y pour lésions bénignes du pylore. Archives prov. de Chir.*, Par., 1898, VII, 455-465.

réalité d'un cancer (Obs. II). Ce cas ne compte donc pas.

Depuis, j'ai pratiqué, le 9 janvier 1904, une autre pylorectomie pour ulcère juxtapylorique. On trouvera plus loin (Obs. XXVII), cette observation détaillée ; mais je puis ajouter que, dans ce cas, si la guérison a été rapide, il s'est produit une *fistule* ombilicale, survenue deux mois après l'opération, qui a duré pendant huit mois.

II. Rétrécissements du pylore. — La gastrectomie partielle, qui a reçu le nom de pylorectomie, a déjà été pratiquée dans un assez grand nombre de cas pour des lésions bénignes ; mais il faut dire que, dans la plupart des faits, on n'a agi ainsi que par suite d'erreur de diagnostic. On avait cru à des *tumeurs malignes*, dont l'extirpation s'imposait ; et l'on s'était trompé (1). Mais, comme ces fautes sont impossibles à éviter dans la pratique courante, et qu'elles seront commises encore pendant longtemps, il y a réellement lieu de signaler ici cette intervention, et même de l'étudier avec soin, quoique, désormais, dans la presque totalité de ces cas, il faudrait la remplacer par une simple gastro-entérostomie.

*Historique.* — C'est dès 1881-82 que Rydygier et Lauenstein pratiquèrent les premiers la pylorecto-

(1) L'erreur inverse pourrait être aussi commise.

mie pour ulcère, avec ou sans rétrécissement du pylore ; on sait que cette opération avait déjà été faite, dès 1879, par Péan pour un cancer de la région (1).

Depuis, on a imité ces exemples, un peu à tort et à travers, mais surtout par suite de l'impossibilité où l'on se trouvait souvent de diagnostiquer, l'abdomen ouvert, une lésion bénigne d'une tumeur maligne du pylore.

De nombreux chirurgiens ont donc enlevé le pylore pour des rétrécissements bénins ; mais, la plupart du temps, c'est qu'ils croyaient avoir affaire à des cancers !

Dans le cas de Kleef (1882), toujours cité, il y avait ulcère, mais aussi sténose ; il faut donc le rappeler ici. En 1883, E. Casati a comparé la résection du pylore à la divulsion de Loreta.

En 1885, R. Winslow a étudié aussi cette question. En Italie, en 1887, G. F. Novaro a publié le premier cas de résection pylorique pour sténose cicatricielle, exécutée avec succès en Italie. Köhler (1888) a eu un insuccès, probablement parce que son malade était trop épuisé. Brönninger (1888) et Angerer (1889) ont, de leur côté, étudié cette opération.

(1) Faut-il répéter que, dès 1810, D. C. Th. Merrem, en Allemagne, avait pratiqué cette opération sur le chien, sans succès d'ailleurs, par suite d'une erreur de technique dans la suture ? — Ces expériences furent reprises en 1876 par l'école de chirurgie allemande, qui montra que cette ablation du pylore était rationnelle et possible.

Dreydorff (1), en 1894, citait 27 pylorectomies, pratiquées pour sténoses non cancéreuses. Il faut relever, entre autres, cinq cas de Czerny (2), qui donnèrent 2 morts (un de pneumonie, et un de péritonite, par gangrène des sutures); un troisième malade mourut de récidive, au bout de neuf mois; 2 autres vivaient encore, après quatre et dix ans.

En 1897, dans sa thèse, Marion (3) ne cite que 19 pylorectomies pour ulcères avec rétraction cicatricielle du pylore. 11 de ces malades sont morts : soit 57,9 pour 100.

Gouilloud, après moi (1895), a opéré en France. Puis viennent les observations de Lebec et Muller, dans lesquelles le rétrécissement était surtout d'origine biliaire, c'est-à-dire due à une périgastrite pylorique; de A. Connel (1903), d'Hermann (après insuccès de la pyloroplastie) (1903); de W. Meyer (1904), etc., etc.

La mortalité considérable qu'on observe, en l'espèce, est due à ce qu'on a eu presque toujours

(1) Dreydorff. — *Beitr. z. klin. Chirurgie*, Tübingen, 1894, t. XI, p. 333.

(2) Czerny (V.) u. Rindfleisch (W.). — *Ueber die an der Heidelberger chirurgischen Klinik ausgeführten Operationen am Magen und Darm. Beitr. z. Kl. Chir., Festscher.* Theodor Bilroth, Stuttgard, 1892, 423; 439.

(3) Marion (G.). *De l'intervention chirurgicale dans le cours et dans les suites de l'ulcère simple de l'estomac.* Th. de Paris, 1896-1897, n° 324.

affaire à des pylores *adhérents*, et que les sutures ont été assez fréquemment placées sur des tissus cicatriciels, friables, et tout au moins infiltrés.

Dans un certain nombre de cas, la guérison n'a d'ailleurs pas été parfaite, ainsi que cela a eu lieu par exemple dans un cas de van Kleef et dans un autre de Czerny.

En résumé, la pylorectomie, dans la sténose cicatricielle du pylore, donne plutôt de mauvais résultats immédiats, et des résultats lointains douteux.

Au contraire, la gastro-entérostomie donne d'excellents résultats thérapeutiques. C'est donc à elle qu'il faut avoir recours désormais, malgré l'opinion de Rydygier (1894).

Quand il s'agit de sténoses fibreuses, la résection du pylore n'est vraiment indiquée que si on croit à la greffe d'un carcinome sur un vieil ulcère. Il faut, d'ailleurs, que cette résection paraisse possible et qu'il n'y ait pas trop d'adhérences.

*
* *

En ce qui me concerne, jusqu'à présent, je n'ai fait que deux pylorectomies pour des rétrécissements bénins du pylore.

Ma première opération (Obs. I) est ma première ablation du pylore; elle date du 14 septembre 1895, et a été publiée dans la thèse de mon élève Canonne, et présentée à l'Académie de médecine de Paris, le 26 décembre 1897. Il s'agissait d'une femme qui a complètement guéri (*Fig.* 50).

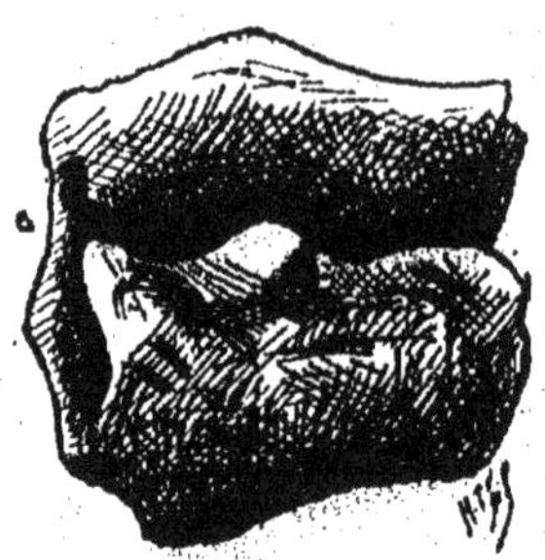

*Fig.* 50. — Pylore cicatriciel, réséqué pour sténose.

Ma seconde est toute récente et ne remonte qu'au 15 novembre 1904 (Obs. 31).

III. Autres affections de l'estomac. — a) *Estomac biloculaire.* — La résection partielle de l'estomac a été pratiquée plusieurs fois pour remédier à l'état anatomo-pathologique appelé *Estomac en sablier* ou *Estomac biloculaire.*

Zeller, dès 1894 (1), a publié un cas d'excision de la cicatrice stomacale, comme l'a indiqué Moynihan (2) en 1901, après Watson (1900). En 1898, Hochenegg (3), à propos d'un cas opéré par lui,

(1) Zeller. — *Cent. f. Chir.*, 1894, p. 355.
(2) Moynihan. — *Lancet*, 1901, t. I, p. 1192.
(3) Hochenegg. — *Loc. cit.*, 1898.

s'était demandé s'il n'aurait pas dû faire la résection du rétrécissement.

Egalement, en 1898, Hartmann (1) écrivait : « On n'a pas, à notre connaissance, pratiqué la résection du rétrécissement avec gastrorraphie consécutive ».

Dès 1899, Guillemot (2) était donc autorisé à écrire, comme il l'a fait : « Une nouvelle opération consisterait à réséquer la cicatrice sténosante ». Mais il avait le tort d'ajouter que « jusqu'ici elle n'avait pas été tentée » ; il y avait le cas de Zeller (1893). Un cas complexe est de Reclus (1901).

Le fait, cité par Watson (3) en 1900, et suivi de mort, est d'ailleurs celui de Zeller.

Un autre date de 1901 et est dû à K. Budinger. Cet auteur intervint en l'espèce par une véritable résection stomacale; mais il dut compléter son opération par une gastroplastie.

En 1902, C. Bussola (4) a fait une opération plus complexe et plus importante, car il a exécuté une gastrectomie annulaire, pour un estomac biloculaire, dû à un ulcère cicatrisé.

Kucko (1905) cite les cas de Lichtemaner, Kammerer, Hermann.

(1) Duplay et Reclus. — *Traité de Chir.*, 1898, t. VI. p. 499.
(2) Guillemot. — *Loc. cit.*, p. 44.
(3) Watson (F.-S.). — *Ann. of Surg.*, 1900, p. 70.
(4) Bussola (C.). — *Tribuna med.*, Milano, 1902, V. 132-135.

D'après Jonnesco (1905) (1), la même opération a donné de beaux succès à Krause et à Schultz.

En 1605 aussi, A. Lambotte s'est fait récemment le défenseur de la gastrectomie annulaire, simple ou compliquée d'autres interventions.

En 1906, H. Delagénière prône cette opération, qu'étudie dans sa thèse de la même année mon élève M. Boismard.

La Gastrectomie *annulaire* paraît préférable, jusqu'à présent, à la *résection gastrique* atypique.

Dans un mémoire qui vient de paraître (2), j'ai insisté d'ailleurs sur cette indication très particulière et intéressante.

b) *Dilatation de l'estomac.* — Marcel Baudouin, dès 1892, a insisté sur la résection partielle de la paroi antérieure de l'estomac comme moyen de traitement de la dilatation stomacale; mais nous ne croyons pas qu'en réalité la résection ait été pratiquée pour cette lésion seule.

c) *Fistules gastriques.* — Les fistules gastriques peuvent être guéries, soit par simple libération et suture après avivement, soit par une résection comprenant une partie de la face antérieure de l'estomac, au niveau de l'orifice fistuleux.

(1) *Congrès Soc. Int. Chir.*, Bruxelles, 1905 (*Rev. de Chir.*, 1905).

(2) *Annales int. de chir. gastro-intestinale*, 1906, n° 1 et 2. — *Arch prov. de chir.*, 1906, n° 11 et 12; ét 1907.

On doit distinguer : a) les *fistules gastro-intestinales ;* b) les *fistules gastro-cutanées.* — Ces dernières seules nous intéressent ici.

*Fistules gastro-cutanées.* — Les fistules gastro-cutanées peuvent être guéries par une *résection* cerclant la fistule et comprenant une très petite parcelle de la face antérieure de l'estomac. Cette opération a été pratiquée, comme l'ont mentionné Terrier et Hartmann, d'abord par Billroth, puis par Esmarch et Hashimoto. Il faut rappeler, en outre, les mémoires et les cas de H. Petersen (1880) et de T. Harke (1887), qui cite un fait où la résection fut pratiquée trois fois de suite.

Cette opération directe, que Patel et Leriche (1906) appellent *radicale,* consiste à aborder la fistule par voie intra-péritonéale, à libérer complètement ses bords de la paroi abdominale, à les aviver, puis à les suturer. C'est l'opération analogue à celle que l'on réalise dans le traitement des anus contre nature, en faisant la résection complète de la fistule, suivie du rétablissement de la continuité du tube digestif.

D'une façon générale, il faut suivre la technique qui a été adoptée par M. le Pr Jaboulay, et qui peut se ramener aux points suivants :

1. Laparotomie, faite loin de la fistule, de façon

(1) Patel et Leriche. — *Revue de Chirurgie,* 1906, t. II, p. 50.

à tomber en péritoine sain. Au besoin, on pourra brancher, sur cette incision, une seconde, qui ira rejoindre les bords de la fistule.

2. Décollement des adhérences. Ce temps sera le plus long et le plus délicat. Le chirurgien devra se souvenir de la solidité et de la bizarrerie de ces adhérences, qui créent des rapports anormaux. Avec le doigt, et de temps en temps les ciseaux, on pourra arriver à libérer la fistule.

3. Régularisation des bords de la fistule stomacale, au besoin du reste de l'ulcère. Suture, suivant les règles ordinaires.

4. Fermeture de la paroi. Drains à travers l'orifice fistuleux.

Lorsque cette opération a pu être exécutée en entier, on peut être certain de la guérison de la fistule.

Sans doute, une telle opération ne doit être tentée que chez les sujets dont l'état général est bon, c'est-à-dire chez les fistules des *ulcéreux*, et non pas chez les *cancéreux* ; mais, étant donné que l'on peut attendre chez ces malades, que l'on peut remonter leur état général, il semble que la conduite la plus logique est de recourir d'emblée à cette résection, lorsque le traitement médical n'a pas été suivi de succès. En tout cas, c'est l'opération de choix dans les fistules *haut situées* (Patel et Leriche).

Pour les fistules *bas-situées*, cette résection est rarement utilisable.

D'après les auteurs précédents, cette *fermeture directe* de la fistule serait assurément, a priori, le procédé de choix ; elle seule réaliserait une guérison presque immédiate et permettrait une alimentation vraiment utile pour le malade. Malheureusement, elle est des plus difficile à obtenir.

C'est qu'en effet les fistules juxta-pyloriques succèdent presque toujours à l'ouverture d'un abcès périgastrique ; elles menacent déjà la vie du malade, alors que les parois de l'abcès ne sont pas encore détergées ; il existe des conditions anatomo-pathologiques qui constituent un obstacle insurmontable pour la cicatrisation, quel que soit le procédé que l'on emploie.

L'état général du sujet, plutôt précaire, ne permettrait pas une intervention intra-péritonéale longue, s'accompagnant de manœuvres compliquées. Ces dernières le seraient forcément, et bien plus encore que dans le cas précédent, car la fistule est profonde, placée au fond d'un entonnoir purulent ; la résection serait fatalement considérable. Aussi l'opération radicale ne saurait-elle être tentée.

C'est pourquoi la plupart des chirurgiens préfèrent la *suture* simple, sans résection, après décollement partiel et tentative d'avivement des bords de l'orifice. Rarement, on est en droit d'espérer une réunion immédiate ; tout s'y oppose, l'induration des tissus, le voisinage d'une suppuration. Les échecs sont nombreux ; et M. Jaboulay fit ainsi jusqu'à huit tentatives de suture, sans obtenir jamais une occlusion momentanée. Néanmoins, cette opération doit être essayée ; ne ferait-elle que rétrécir le diamètre de la fistule, sans l'obturer entièrement, le résultat serait déjà très appréciable ; le malade pourrait avoir des chances de se remonter.

Mayo Robson a observé un cas de *mort* après tentative de résection. En voici la traduction, d'après Patel et Leriche (1906).

### Observation.

*Ulcère de la grande courbure de l'estomac. Périgastrite supposée. Fistule gastro-cutanée, bas-située. — Tentative de Résection. — Mort* (1).

Femme âgée de cinquante ans ; souffrait de vomissements et de douleurs abdominales depuis quinze mois. A l'examen, pâle et amaigrie. Juste à gauche de l'ombilic, on constate une petite tumeur dans la paroi abdominale. Dans le courant de la semaine, un abcès se forme à ce niveau.

Le 3 octobre 1900, incision sous anesthésie. Il sort une grande quantité de pus fétide. Une seconde collection se forme à gauche de la première. Elle fut ouverte le 8 novembre. Elle était plus profonde que

(1) Mayo Robson. — *Med. Press*, 1901, février.

la précédente et allait jusque dans la cavité péritonéale. Trois jours après, les matières stomacales et le contenu gastrique, passaient par cette fistule.

La malade maigrit rapidement.

Opération. — Le 7 décembre, anesthésie à l'éther ; la fistule admettait le doigt et l'on put, par son orifice, pratiquer un lavage de l'estomac. La cavité péritonéale fut ouverte par une incision placée à droite de la fistule. La portion de la paroi abdominale, à laquelle l'estomac était adhérent, fut circonscrite par une incision ovalaire. On trouva la fistule communiquant avec un ulcère de la grande courbure. Aucune sténose pylorique. Les parois de la fistule furent avivées, l'ulcère réséqué, et on ferma l'orifice par trois rangs de suture à la soie qui passaient par un tissu très induré. L'épiploon fut amené au-devant de la suture et fixé.

*Suites.* — Grand collapsus après l'opération.

*Mort* au sixième jour, avec symptômes de pneumonie.

A l'*autopsie*, pneumonie du poumon droit. Pas de péritonite. Cavité péritonéale sèche, pylore sain. L'examen microscopique montra qu'il ne s'agissait que d'un ulcère de l'estomac.

d) *Gastrite syphilitique.* — On a réséqué l'estomac pour une gastrite *syphilitique* (Lezhneff (N. F.), 1903), et même pratiqué presque une gastrectomie totale, puisqu'on a enlevé les quatre cinquièmes de l'organe! Mais ce beau succès, suivi pendant deux ans, ne doit pas trop nous arrêter ici, car, en somme, nous sommes là en présence d'une véritable tumeur bénigne.

e) *Hernies de l'estomac.* — On comprend très bien qu'on puisse avoir à réséquer une portion de l'estomac hernié, surtout quand cette partie est malade. Mais nous ne croyons pas qu'il y ait de nombreuses observations de cette nature déjà publiées. Nous en connaissons une, des plus anciennes d'ailleurs : c'est celle de Ruggero Torelli (1865), dont nous avons parlé à l'historique.

En effet, Ruggero Torelli réséqua, le 14 septembre 1865, une partie de l'estomac pour une lésion traumatique ; le malade avait reçu un coup de couteau, qui avait provoqué une *hernie* de l'estomac avec plaie de l'organe. Ruggero Torelli, après avoir débridé la plaie abdominale, réséqua la portion étranglée et sutura les bords de son incision (1).

Le mémoire récent de A. Lungu et D. Galian (1903) rapporte d'ailleurs un autre cas de résection pour véritable *hernie traumatique*, consécutive, à une plaie, suivi de guérison (2).

f) *Diverticule de l'estomac.* — Dans le travail de Keen (1898), il n'est question que d'une gas-

(1) Angilo Mongeri Romeo. — *Zulla resezione della stomaco*, Catania, 1886, p. 11.

(2) Le cas de hernie de Bonner (1897) ne se rapporte qu'à une simple *herniotomie*, c'est-à-dire à une *laparotomie simple*.

trectomie partielle, faite par Kolaczec, pour un diverticule de la paroi stomacale dû à une adhérence par ulcère stomacal.

g) *Spasme du pylore.* — La pylorectomie, pour lésions non matérielles du pylore, s'accompagnant de vomissements répétés, ayant fait croire à une sténose vraie, a été pratiquée par Albertin (de Lyon). Il s'agissait sans doute, dans ce cas (1), d'un simple *spasme*. En effet, à l'opération, on constata que le pylore était indemne, de même que l'estomac, quoique le même malade ait été opéré antérieurement pour un vieil ulcère transformé en épithélioma, grâce à une gastrectomie partielle prépylorique.

h) D'après Ricard et Chenié (2), la gastrectomie est inutile et même dangereuse dans la *tuberculose du pylore*, avec ou sans rétrécissement. Les arguments qu'ils mettent en avant peuvent être ainsi résumés : impossibilité d'extirper les déterminations tuberculeuses *gastriques*, qui accompagnent les lésions du pylore, à moins de pratiquer une gastrectomie *totale ;* impossibilité d'enlever les adénopathies voisines et de traiter la périgastrite ; danger d'une opération longue, rendue grave par les décortications nécessaires, etc.

(1) Albertin. — *Soc. de Chir. de Lyon*, 1905, 11 mai.
(2) *Revue de Chirurgie*, 1905, juillet, p. 74.

i) *Linite plastique.* — Je connais au moins trois cas de *pylorectomie* pour linite plastique, en dehors du mien, qui remonte à 1898; encore, dans mon cas, avais-je cru opérer pour une tumeur, et c'est un examen histologique seul qui est venu alors changer mon diagnostic.

J'ai dit, récemment, à la *Société de Chirurgie* (1), que cette malade, cataloguée, par suite, avec le diagnostic de *linite plastique*, qui guérit très bien après mon intervention, fut prise de récidive un an plus tard et succomba. En réalité, cette linite n'était donc qu'une *tumeur maligne*, et qu'une variété d'*épithélioma*, d'après M. Quénu.

En 1906, M. Quénu (2), en effet, a publié deux cas de gastrectomie pour linite plastique, en insistant sur ce fait qu'il ne s'agit là que d'une forme particulière d'*épithélioma*. Ces deux opérés guérirent. Mais la première est morte quelque temps après l'intervention (2 ans) d'une affection pleuro-pulmonaire avec liquide hémorrhagique; et la seconde n'a pas tardé aussi à succomber (3 ans après la pylorectomie) d'une tumeur abdominale. Dans le second cas, la gastrectomie avait été presque *totale*, comme cela est presque obligatoire dans une affection de cette nature, ainsi que le montre le cas de Jaboulay.

(1) *Bull. et Mém. Soc. de Chir.*, 1906, 18 juillet, p. 739.
(2) *Bull. et Mém. Soc. de Chir.*, 1906, 18 juillet, p. 731

Il est des plus probable que le fait de pylorectomie, publié dès 1896 aussi par Bousquet (de Clermont-Ferrand), provoqué par des vomissements incoercibles, et suivi de guérison, se rapporte à une affection de ce genre, car l'auteur dit : « Il y avait hypertrophie des éléments normaux de l'estomac ».

Les autres cas sont ceux de P. Delbet, publiés par Brissaud en 1900 ; de Vautrin (1900-1901); et de Chaput, rapporté par Œttinger (1901).

Nous avons dit plus haut que Gayet et Patel ont publié en 1904 un cas de *gastrectomie totale*, exécutée par le Pr Jaboulay (1), et suivi de succès.

Récemment, M. le Dr Jourdan (2) (de Marseille) a opéré une malade jeune dans les mêmes conditions; il pensait à de la *linite;* l'examen histologique a montré qu'il s'agissait d'*épithélioma*, la malade a guéri.

IV. Traumatismes. — Il est peut-être bon d'ajouter qu'en dehors des pylorectomies pour tumeurs, malignes ou bénignes du pylore, on a fait la pylorectomie pour des traumatismes de cette partie du tube digestif. On connaît au moins trois cas de cette sorte, en dehors des lésions citées plus haut : un

(1) Jaboulay. — *Ablation de l'estomac pour linite néoplasique; résultat éloigné; linite néoplasique du rectum.* — *Lyon médical*, 1905, CIV, 337-340.

(2) *Soc. de Chir. de Marseille*, 15 Juin 1906.

de Mikulicz (1883), et deux de A. F. Kablukoff (1895).

V. Tumeurs parastomacales. — *Tumeurs de la paroi abdominale adhérentes à l'estomac.* — Il faut rapprocher de ces cas de gastrectomies primitives certaines *résections stomacales secondaires*, qui furent exécutées pour des tumeurs ayant envahi l'estomac, mais ayant débuté par un autre organe, par exemple, la paroi abdominale antérieure.

Le cas de cette nature le plus ancien paraît être celui de Guido Corrazzani (1), qui remonte à 1879 ; il s'agit d'une opération faite la même année que celle de Péan, mais dans des conditions particulières bien entendu. On laissa une fistule de sûreté ; le malade guérit ; mais la tumeur persista.

***

Si je résume en quelques mots l'étude que je viens d'ébaucher, il en ressort : 1° qu'il faut tenir compte, dans l'opération de la gastrectomie, de la *localisation du néoplasme*, des ganglions infiltrés, du sens dans lequel se propage le mal, en se rappelant le danger qu'offre, au point de vue du pronostic, l'envahissement secondaire du pylore ;

(1) Indiqué par A. Mongeri Romeo (*Loc. cit.*).

en un mot, la connaissance approfondie de l'anatomie pathologique est indispensable pour pouvoir prendre une décision, dans les cas qui nous occupent; 2° qu'il faut poser un *diagnostic précoce*, s'il s'agit de l'existence d'un cancer. Dans le cas, où l'on constate la présence d'une tumeur ou d'une sténose pylorique, on ne doit pas se borner à employer les moyens médicaux, mais recourir à une intervention chirurgicale; 3° que l'on peut avoir recours à la gastrectomie, dans les sténoses cicatricielles du pylore et dans les ulcères de l'estomac, affections contre lesquelles, cependant, on a plutôt employé la gastro-entérostomie; et que la gastrectomie peut être employée de parti pris, et avec succès dans le cas des tuméfactions périulcéreuses; 4° à noter aussi les opérations faites dans d'autres affections bien plus rares : tumeurs bénignes, estomac biloculaire, fistules gastriques, etc., etc.

## CHAPITRE VIII.

### OBSERVATIONS PERSONNELLES.

### A. — OBSERVATIONS DÉJA PUBLIÉES (1). [I à X].

#### OBSERVATION I (2). [14 septembre 1895].

**Pylorectomie pour sténose cicatricielle du pylore. Anastomose termino-latérale avec suture en raquette. — Guérison** (3).

Au mois d'avril 1895, Madame Anna R..., âgée de 27 ans, avait ingéré une certaine quantité (cent grammes environ) d'un liquide caustique que nous supposons avoir été de l'acide chlorhydrique. Un médecin survint aussitôt, prescrivit un vomitif, une potion à la magnésie, et la fit transporter à l'hôpital Necker, où

(1) Les dix premières observations, sauf l'observation n° III, ont été publiées déjà dans la thèse de mon élève Albert Canonne. [*Étude des procédés opératoires pour établir la continuité du tube digestif après la gastrectomie partielle*, Thèse, Paris, 1899, in 8°].

(2) Observ. n° IX de la thèse de Canonne.

(3) Communication faite à l'*Académie de Médecine*, le 26 décembre 1897.

elle fut soignée dans le service du professeur Dieulafoy.

On pratiqua alors des lavages de l'estomac ; et on prescrivit le traitement usité en pareil cas.

Pendant les deux mois qui suivirent l'ingestion du caustique, les vomissements furent très fréquents, se répétant jusqu'à huit ou dix fois par vingt-quatre heures. A la fin du mois de juin, ils cessèrent et une alimentation légère put être supportée.

La malade quitta Paris le 4 juillet et rentra dans son pays, à Thouars. Les vomissements reparurent bientôt plus fréquents, se reproduisant, au dire de la malade, au moins vingt fois par jour. L'alimentation est presque nulle; les forces diminuent graduellement.

Au mois de septembre 1895, la malade est alitée, incapable de se lever ni de se mouvoir, et réduite à un état de maigreur effrayant. Lorsque les vomissements sont sur le point de se produire, une douleur vive survient à la région épigastrique et dans l'hypocondre gauche; et l'on voit en même temps cette région soulevée par une tumeur, dure et arrondie. Lorsque les vomissements ont eu lieu, cette tumeur, due à l'estomac distendu par les liquides ingérés, disparaît d'une façon complète.

La malade présente une constipation presque absolue; l'abdomen est rétracté et excavé en bateau; dans la région hypogastrique, la paroi abdominale touche la colonne vertébrale. Le poids, qui était autrefois d'environ cinquante-cinq kilogrammes, est descendu à trente-trois kilogrammes. Dans de pareilles conditions, il n'est pas difficile de penser qu'il existe un obstacle à l'orifice pylorique et qu'il est absolument urgent de l'aller lever, si nous ne voulons pas voir notre malade s'éteindre d'inanition.

Opération. — L'opération est pratiquée, le 14 septembre 1895, à l'Hôtel-Dieu d'Angers. La narcose est faite au chloroforme, à dose excessivement faible, étant donné l'état de débilité inquiétant du sujet.

L'incision est faite sur la ligne médiane, à l'épigastre et à la région ombilicale. La paroi incisée, l'estomac paraît aussitôt énormément dilaté, sa grande courbure très abaissée, le pylore manifestement beaucoup plus élevé que le point le plus déclive de la grande courbure.

Le pylore est mobile et facile à attirer à la plaie; il donne à la palpation la sensation d'un noyau induré et résistant. Je pensai d'abord qu'il me serait possible, après avoir incisé l'estomac, de dilater le pylore avec le doigt et que je n'aurais pas à l'enlever; je fis en conséquence une ponction sur la face antérieure de l'autre prépylorique, à deux travers de doigt environ du pylore, et j'agrandis l'incision avec des ciseaux, de façon à faire pénétrer mon index dans l'estomac.

Cherchant alors à pénétrer dans le pylore, je ne pus y parvenir, parce que l'orifice était manifestement induré et trop rétréci; je me décidai donc à en faire la résection : je prolongeai mon incision à travers le pylore, et lorsque je fus arrivé au duodénum souple et normal, je fis sauter la virole cicatricielle à coups de ciseaux. J'enlevai une longueur d'environ deux travers de doigt.

Les deux orifices stomacal et duodénal furent fixées par deux pinces hémostasiques et légèrement soulevés vers la plaie pour éviter tout épanchement de matières dans le ventre, et le champ opératoire fut soigneusement protégé au moyen de compresses aseptiques.

Je procédai alors à la suture, réunissant avec des points séparés les diverses tuniques des intestins et de l'estomac, mettant du catgut sur la muqueuse et de la soie sur la musculo-séreuse; la réunion fut assurée d'une façon assez complète, ainsi que les suites me le prouvèrent. La forme donnée primitivement à mon incision en faisait, du côté de l'estomac, une véritable incision en raquette, et je pus ainsi suturer la partie horizontale, stomacale, de l'incision, de façon à avoir deux orifices à peu près égaux et faciles à coudre l'un avec l'autre. Le reste de l'intervention ne diffère en rien de toutes nos autres interventions sur l'abdomen.

L'intervention avait duré une heure cinq minutes; la malade avait bien supporté la narbose et, sauf deux ou trois efforts de vomissements qui nous avaient donné quelques ennuis pour protéger notre champ opératoire, tout s'était passé normalement.

*Suites opératoires.* — Pendant les premiers jours, je ne fis administrer par la bouche que quelques fragments de glace; la malade fut soutenue par des lavements nutritifs nombreux et par des injections souscutanées de sérum artificiel.

Le troisième jour seulement, la malade commence à prendre quelques tasses de lait qu'elle supporte aisément. Le sérum est encore administré en injections.

Le 18 septembre, l'alimentation liquide, lait, bouillon, est bien supportée; pas de vomissements.

Le 19 septembre, même régime; la quantité de liquide prise par la malade est abondante et peut être évaluée à environ deux litres dans les 24 heures.

Le 20 septembre, même régime.

Le 21 septembre, la malade se sent plus forte, l'aspect est meilleur; les joues sont déjà plus remplies; la soif est moins vive. On la pèse près de son lit; le poids est de 34 kilos 200.

Les 22, 23, 24 septembre, même régime, potage, bouillon, lait. La malade mange un peu de viande grillée qui est mal supportée et amène des douleurs d'estomac. La viande est supprimée.

Le 26, le poids est de 36 kilos. La malade se lève et se promène.

Le 1er octobre, la malade recommence à manger un peu de viande et à boire du vin. Elle se lève presque toute la journée. Poids : 36 kilogrammes 500.

Le 20 octobre, la malade vit du régime commun, son poids est remonté à 39 kilogrammes. Elle quitte l'hôpital en excellente santé.

*Suites éloignées.* — Au bout d'un an, son poids était remonté aux environs de cinquante kilogrammes; sa santé était bonne; l'alimentation se faisait normalement; elle était seulement obligée d'éviter la viande bouillie et certains légumes : choux, salades, etc., qui étaient mal digérés.

---

### Observation II (1).

[3 mars 1898].

**Résection pyloro-gastrique et rétablissement de la continuité par la gastro-entérostomie en Y post. (Procédé de Roux, de Lausanne). — Guérison opératoire.**

Louise Tr..., âgée de 32 ans, ménagère, est entrée à l'Hôtel-Dieu, le 28 février 1898, dans le service de M. le professeur Monprofit. Elle se plaint de vomissements continuels accompagnés d'une sensation de cuisson très prononcée au niveau du creux épigastrique et réclame une intervention chirurgicale.

Les antécédents héréditaires de la malade n'offrent rien d'intéressant à signaler. Jusqu'à l'âge de 30 ans, la femme Tr..., n'a fait aucune maladie. A 30 ans, elle s'aperçoit que son appétit diminue; ses digestions jusqu'alors normales deviennent difficiles et s'accompagnent d'une sensation de pesanteur stomacale très pénible. Des vomissements alimentaires très abondants ne tardent pas à se produire; ils ont une saveur acide, s'accompagnant d'une douleur cuisante qui s'irradie du creux épigastrique vers la gorge; ces vomissements contiennent en suspension, dans un liquide filant, jaunâtre, assez abondant, les substances alimentaires ingérées par la malade lors des repas précédents. Ces vomissements persistent depuis dix-huit mois.

(1) Obs. n° VI de la thèse de Canonne. — *Arch. prov. de Chir.*, 1898, p. 456. — *Soc. de Chir. de Paris*, 1898, 6 mars, p. 282.

Les éructations sont fréquentes, la douleur épigastrique très intense ; la malade toujours constipée, reste parfois huit jours sans aller à la selle.

Quatre mois environ après le début de son affection, Louise Tr..., s'aperçut de la présence dans le flanc droit, au-dessous du foie, d'une grosseur du volume d'un œuf de pigeon, dure, irrégulière, roulant sous le doigt. Cette grosseur très mobile voyageait avec la plus grande facilité, au dire de la malade, du côté droit au côté gauche de l'abdomen. A ce moment, c'est-à-dire il y a un an environ, M. le professeur Monprofit, consulté, conseilla l'intervention chirurgicale. Depuis lors, la grosseur n'a augmenté de volume que très lentement.

L'état général de la femme Tr..., assez bon jusqu'au mois de novembre 1897, est devenu de plus en plus mauvais depuis cette époque. L'appétit a beaucoup diminué ; il est survenu du dégoût pour la viande. Les seuls aliments supportés par la malade sont les œufs, le vin et le lait. L'amaigrissement est considérable, le teint jaunâtre, la peau sèche et rugueuse. La palpation de la région épigastrique révèle une tumeur allongée, dure, de 4 à 5 centimètres de largeur, longue de 10 à 13 centimètres, qui part de l'ombilic pour se perdre sous les fausses côtes droites au niveau de leur insertion avec les cartilages costaux.

En présence de tous ces signes, le diagnostic que l'on porte est celui de « tumeur maligne de la région pylorique ».

Opération. — Le 3 mars 1898, la malade préparée pour l'intervention est chloroformisée, puis transportée dans la salle d'opération. Après l'antisepsie préalable de l'abdomen, on ouvre la cavité péritonéale, en faisant une incision médiane qui part de l'appendice xiphoïde et présente une longueur de 12 centimètres environ. La masse néoplasique, attirée au dehors, occupe tout le tiers inférieur de l'estomac; on décide de l'enlever. Le grand épiploon est sectionné et lié; on place une pince au-dessus du néoplasme, et la résection de toute la portion stomacale comprise entre les pinces est pratiquée. Le bout intestinal pylorique est alors fermé à l'aide de deux surjets de soie fine; le premier surjet réunit à elle-même la couche sero-musculaire. Le bout stomacal est fermé de la même façon.

Pour rétablir la continuité interrompue du tube digestif, on pratique alors, d'après le procédé de Roux, une gastro-entérostomie en Y. L'anse jéjunale, saisie entre les deux pinces sur une longueur de 6 centimètres environ, est sectionné transversalement. Des deux bouts intestinaux, l'inférieur est suturé à la face postérieure de l'estomac, préalablement incisé sur une étendue correspondante au diamètre de l'anse d'intestin grêle; le bout supérieur est saturé latéralement au bout intestinal inférieur. Pour chacune de ces anastomoses, on emploie quatre surjets de soie fine, les deux premiers servant à reconstituer le plan postérieur, les deux derniers servant à reconstituer le plan antérieur. La cavité péritonéale nettoyée minutieusement à l'aide de compresses aseptiques, on procède à la fermeture de l'abdomen, ce qui offre quelques difficultés, les deux lèvres de la plaie s'étant fortement rétractées et n'arrivant que très difficilement au contact. On emploie un surjet de forte soie qui enserre dans sa spire toute l'épaisseur de la paroi. Quelques points superficiels assurent la réunion parfaite des deux lèvres de la plaie.

*Suites opératoires.* — L'opération a duré deux heures pendant lesquelles la malade s'est parfaitement comportée sous le chloroforme. Cependant, il faut noter une certaine gêne respiratoire survenue au moment où l'on a pratiqué quelques tractions sur la région cardiaque. La malade se réveille lentement ; on lui fait immédiatement une injection sous-cutanée de 500 grammes de sérum artificiel. Le soir, l'opérée se plaint de tiraillements abdominaux ; elle est très oppressée.

Le lendemain, l'oppression a disparu. La malade absorbe du vin blanc et un siphon d'eau de seltz.

Le 5, elle rend des gaz par l'anus et mange avec appétit deux potages au tapioca.

Les jours suivants, on augmente peu à peu l'alimentation, de sorte que le 11 janvier la malade mange deux portions, et le 13 elle se lève et circule dans les salles.

Depuis l'opération, la malade a pris tous les jours une cuillerée à café de magnésie pour vaincre sa constipation (1).

(1) Le texte de l'Observation III a été égaré ; et nous ne pouvons donner les détails relatifs à cette opération.

OBSERVATION IV (1)
[12 novembre 1898].

**Cancer du pylore. — Gastrectomie partielle avec gastro-entérostomie latérale postérieure. — Guérison opératoire. — Mort ultérieure. — Autopsie** (2).

L..., âgé de 35 ans, carrier, demeurant à Angers.

*A. H.* — Nous ne trouvons rien d'intéressant à noter dans les antécédents héréditaires : son père est mort d'accident, sa mère est morte de pneumonie.

*A. P.* — Le malade a eu trois attaques de rhumatisme articulaire aigu, l'une à 24 ans, l'autre à 29, la dernière à 31 ans. Le 23 septembre 1898, le malade entre en clinique médicale pour des vomissements survenant chaque jour depuis un mois, et se plaignant aussi d'une douleur dans la région de l'estomac. Son cœur présentait à ce moment des lésions d'insuffisance aortique. On fait alors le diagnostic d'insuffisance aortique avec vomissements, et l'on attribue ces derniers à la lésion cardiaque.

Il sort bientôt du service, ne voulant pas se soumettre au régime lacté.

Il rentre le 24 octobre 1898 dans le service du Dr Monprofit. Il nous raconte de nouveau que, depuis trois mois, il vomit chaque jour et quelquefois

(1) Observation recueillie dans le service par M. le Dr C. Turlais.
(2) Obs. n° I de la thèse de Canonne.

plusieurs fois par jour (jusqu'à 10 fois). Les vomissements sont surtout alimentaires et bilieux ; ils surviennent généralement une heure après le repas; le malade prétend n'avoir jamais eu ni hématémèse ni moelena.

Il est généralement constipé. Il dit avoir maigri d'au moins 30 livres depuis trois mois, bien qu'il mange suffisamment et n'ait pas de dégoût pour les aliments ; mais ce dont il se plaint le plus, c'est d'une douleur qu'il éprouve dans la région stomacale, douleur continuelle, lancinante, insupportable. C'est pourquoi il réclame avec instance une opération.

L'état général n'est pas trop mauvais, bien que le malade paraisse déjà très amaigri et que les ganglions soient déjà engorgés. Le ventre est déprimé, tendu un peu dans la région pylorique. A la palpation, on ne sent rien d'anormal. Pas de tumeur. Malgré l'absence de ce symptôme, nous portons le diagnostic de rétrécissement cancéreux de l'estomac au niveau du pylore. Nous éloignons le diagnostic d'ulcère parce que notre malade n'a jamais présenté d'hématémèse, que ses aliments sont rejetés au moins une heure après son repas, que la douleur qu'il accuse, ne ressemble en rien à celle de l'ulcère rond. La gastralgie ne provoque pas non plus d'amaigrissement aussi considérable; et une adénopathie aussi avancée. La gastrite éthylique n'a pas non plus de vomissements si tenaces. Enfin nous ne pensons pas que les vomissements soient d'origine cardiaque, parce qu'au moment où le malade entre dans notre service, la lésion a presque disparu ; le souffle diastolique est imper ceptible.

Opération. — Le 12 novembre 1898.

Le malade est endormi au chloroforme. Asepsie du champ opératoire. Lavage à l'alcool et au sublimé. Quatre grandes compresses entourent la ligne d'incision. La palpation sous le chloroforme ne révèle point de tumeur.

On fait une laparotomie médiane sus-ombilicale, allant de l'appendice xiphoïde au-dessous de l'ombilic. L'abdomen ouvert, on constate en explorant l'estomac, un néoplasme de la région pylorique très haut placé, caché sous les fausses côtes. Cette tumeur paraît assez bien localisée : elle envahit tout le pylore et une partie de la petite courbure.

Deux grandes pinces sont placées au-dessus de la tumeur de façon à fermer complètement l'estomac. Ces deux pinces placées en tissus sains et parallèlement, laissent entre elles un espace de quelques centimètres. L'estomac est sectionné dans cet espace, de sorte qu'aucun aliment ne peut sortir de la cavité stomacale. L'estomac sectionné, la tumeur pylorique est rejetée sur le côté droit du malade et énucléée du péritoine postérieur. La face postérieure est alors exposée à la vue.

En dénudant toujours la tumeur, on arrive sur le duodénum qui présente des lésions plus avancées sur sa face postérieure qu'en avant. On le détache du pancréas auquel il adhère. Toutes les parties malades étant disséquées avec soin, une pince est mise en travers sur l'intestin. On donne au-dessus d'elle un coup d'angiotribe sur la partie saine du pédicule qui est réduite alors à la minceur d'une feuille de papier sur la hauteur de 1 centimètre. Un fil est placé sur cette partie amincie. L'intestin est sectionné au-dessus de cette ligature. La muqueuse qui fait saillie au niveau du moignon est excisée. Le moignon est alors cautérisé à l'acide phénique et abandonné dans la profondeur.

On procède à ce moment à l'hémostase d'un certain nombre de vaisseaux situés au niveau de la tête du pancréas. L'hémostase terminée, on ferme la portion de l'estomac laissée en place. Les deux muqueuses juxtaposées sont réunies par un surjet de soie. Même opération sur les séreuses. L'estomac est ainsi fermé, et la pince placée sur lui est enlevée. La tumeur enlevée on procède à la gastro-entérostomie postérieure.

L'estomac est attiré en bas à travers le mésocôlon transverse; l'anse jéjunale, saisie le long du bord gauche de la colonne vertébrale est apposée à la paroi postérieure de l'estomac sur une longueur de 7 à 8 centimètres. Deux pinces tire-balles maintiennent accolées aux deux extrémités de la ligne d'apposition l'estomac et l'intestin. On fait alors le premier surjet séro-séreux postérieur; on ouvre l'intestin et l'estomac au-dessus, au-dessous du surjet, parallèlement à lui et tout près de lui. Les deux muqueuses postérieures sont réunies par un surjet de soie fine; puis les deux muqueuses antérieures et les deux séreuses antérieures, sont également accolées par deux surjets. La gastro-entérostomie est ainsi terminée.

La paroi est suturée au moyen de trois plans. — Premier plan : suture du péritoine. — Deuxième plan : suture aponévrotique et musculaire. — Troisième plan : suture de la peau.

*Suites.* — Régime du malade pendant les dix jours qui ont suivi l'opération : 1er jour. Sérum, 1 litre en injection sous-cutanée. Vin blanc, 150 gr. Café, 150 gr. — 2e jour. Café, 150 gr. Rhum, 60 gr. Bouillon. Un œuf. Pain, 40 gr. Un bifteck. Vin rouge, 150 gr. Vin blanc, 150 gr. Soit 1/2 litre. — 3e jour. Même régime. — 4e jour. Café, rhum, vin blanc, deux œufs 1/2 litre de bouillon et de lait. Huile de ricin, 30 gr. — 5e, 6e et 7e jours. Même régime. — 8e jour. Deux biftecks, deux œufs, 200 gr. de pain. — 9e jour. Le malade est mis au régime ordinaire de la salle.

Dès le lendemain de l'opération, l'opéré se trouve soulagé, la douleur a disparu ; les vomissements ont cessé. Le troisième jour cependant, une vive douleur s'est fait sentir dans l'abdomen après le déjeuner, et force le malade à suivre un régime plus doux ; cette douleur est passagère, et le lendemain, l'amélioration continue; chaque jour on constate les progrès de la guérison. Les fils sont enlevés le douzième jour après l'intervention.

Trois jours plus tard, à l'occasion d'efforts de toux le malade a rompu la partie supérieure de sa cicatrice à travers laquelle l'épiploon fait issue. L'accident ayant été reconnu presque aussitôt, le malade est endormi et transporté à la salle d'opération. On procède à la désinfection de la paroi et du bouchon épiploïque. Ce dernier est alors réduit dans le ventre et la paroi est refermée au moyen de plans profonds et superficiels, à la soie et au crin de Florence.

Cette intervention n'a du reste aucune influence sur l'état général du malade qui se porte aussi bien que les jours précédents. La nuit est calme, et le lendemain, il reprend le régime ordinaire de la salle. L'appétit est du reste excellent, et chaque jour on s'aperçoit que le malade reprend des forces. Son teint jaune paille disparaît progressivement et fait place à une coloration rosée de la face. Un mois après l'opération, sentant ses forces revenir avec son appétit habituel, L... quitte l'hôpital pour reprendre son travail de carrier.

Pendant le mois de février 1899, le malade revient dans le service pour se présenter à nous. L'état général est toujours excellent; le malade mange beaucoup et éprouve après ses repas, souvent trop copieux, une pesanteur gastrique qui disparaît environ deux heures après l'ingestion des aliments. La constipation a complètement disparu. A l'examen de l'abdomen, on constate sous les fausses côtes droites un empâtement mal limité et difficile à percevoir à cause de la résistance qu'offre la paroi Cependant cette tuméfaction ne semble pas d'un pronostic très grave; peut-être est-elle seulement le résultat d'une inflammation circonscrite au niveau de la section du duodénum.

Nous perdons le malade de vue pendant un mois environ.

Le 1er avril 1899, L... rentre de nouveau à l'hôpital

dans le service de clinique médicale de M. le Dr Jagot. Ce n'est plus le même homme qu'il y a un mois; il a complètement changé d'aspect. Il est cachectique, les forces et l'embonpoint ont diminué d'une façon considérable; il a le teint pâle, terreux; ses conjonctives sont jaunâtres. L'appétit a disparu, il ne prend qu'un peu de tisane et de lait, et ses digestions sont beaucoup plus lentes qu'au mois de février; il a un dégoût marqué pour les aliments azotés. Cependant il n'a ni nausées ni vomissements. Il est très constipé. Mais ce qui l'inquiète surtout, c'est une douleur profonde continue, qui l'empêche de dormir et siège au niveau du foie. Les urines sont peu abondantes (à peine un litre); elles ne sont pas albumineuses, mais contiennent une très faible proportion d'urée. La fièvre est généralement nulle; cependant, de temps en temps, on constate une température de 37,8 à 38,5. Les ganglions inguinaux et sus-claviculaires sont engorgés.

A l'examen du malade, on constate que la partie supérieure de l'abdomen est bombée d'une façon extraordinaire, ce qui tient d'une part à une légère éventration produite au niveau de la ligne blanche, à la partie supérieure de l'incision, mais surtout à une hypertrophie du foie, qui détermine un évasement marqué des fausses côtes droites. On sent aisément à la palpation que le foie présente une résistance ligneuse et descend à quatre bons travers de doigts au-dessous des fausses côtes. Le bord inférieur ne paraît pas trop déformé et sa surface est assez lisse. Il n'y a pas d'ascite ; la rate est petite. Cet état général et surtout l'examen du foie, montrent d'une façon certaine la généralisation du néoplasme. Le diagnostic devient plus net de jour en jour, car le malade prend une coloration de plus en plus jaune, ses forces diminuent, son amaigrissement devient considérable.

Il reste ainsi jusqu'au 23 avril, et, voyant que nos efforts sont impuissants à le soulager, il demande à entrer le 27 avril dans le service de Clinique chirurgicale. Là également, malgré les soins qui lui sont donnés, l'ictère devient très net, les douleurs augmentent d'intensité. Quelques vomissements surviennent. Il meurt le 15 mai 1899.

Autopsie. — L'autopsie démontre que le *foie* est très augmenté de volume. Sa surface n'est pas très bosselée, et son bord est encore assez régulier. A la coupe, on constate la présence, surtout au niveau du lobe droit, de nombreux nodules jaunâtres. Les espaces qui séparent ces nodules sont d'un rouge noirâtre. Le poids de l'organe est de 4 kilogrammes 300.

*L'estomac* est certes la pièce la plus intéressante. L'anastomose par où on peut facilement passer le pouce est admirablement suturée et fonctionne d'une façon merveilleuse. A ce niveau, aucune récidive cancéreuse; la suture est parfaite. Il en est de même des surjets qui ont fermé l'estomac sur sa ligne de section; l'accolement des séreuses s'est fait exactement dans tous les points. Quant au bout duodénal, il est profondément caché sous le foie et difficile à retrouver. Cependant on peut constater qu'il a été fermé très hermétiquement et qu'aucune inflammation secondaire ne s'est produite. Quant au néoplasme, nous n'en *trouvons pas trace en aucun point* de l'estomac.

---

Observation V (1)

[1er décembre 1898].

**Résection pyloro-gastrique avec anastomose termino-latérale sur la face postérieure de l'estomac (Procédé de Kocher). — Mort opératoire.**

La femme L..., âgée de 45 ans, cuisinière, entre à l'Hôtel-Dieu d'Angers, le 24 novembre 1898, dans le service de M. le professeur Monprofit.

Son père est mort à 69 ans d'un cancer de l'estomac.

Il y a quatre ans, la malade a eu des vomissements alimentaires qui ont duré trois mois environ et qui ont disparu par le régime lacté. Cependant les douleurs qu'elle éprouvait au début de sa maladie ont persisté. Pendant les deux années qui ont suivi cette première attaque, la malade a eu des périodes d'amélioration de quelques mois.

Depuis le mois d'avril 1898, les douleurs vont en augmentant, les vomissements sont plus fréquents, la constipation plus opiniâtre. La malade a eu depuis ces quatre derniers mois trois hématémèses accompagnées de melæna. Depuis le mois de septembre, on a constaté une tumeur dans le flanc droit; cette tumeur est en plaque et lobulée.

(1) Obs. n° VII de la thèse de Canonne.

La malade a beaucoup maigri, la veille de l'opération elle pesait 41 kilog. 300.

Opération. — Le 1er décembre 1858. — A l'ouverture de l'abdomen, on trouve l'estomac très dilaté. Au niveau du pylore, on aperçoit un noyau assez volumineux, mobile et ne paraissant pas présenter dans la profondeur d'adhérences qui en empêchent l'ablation. On se décide à faire la pylorectomie. Les deux épiploons sont incisés au-dessus et au-dessous de l'estomac et quatre grandes pinces sont placées en dehors du néoplasme à environ cinq centimètres de distance. L'estomac est sectionné entre les pinces et fermé par un double surjet de soie fine. On procède alors à l'ablation de la tumeur qui est attirée à droite avec les pinces qui l'enserrent et disséquée à sa face profonde. Le duodénum est sectionné dans la partie saine et rapprochée de la face postérieure de l'estomac d'après le procédé de Kocher. On fait un premier surjet séro-séreux, on ouvre l'estomac et l'on met un deuxième surjet muco-muqueux réunissant la muqueuse duodénale et la muqueuse de l'estomac. Un troisième surjet réunit les muqueuses antérieures et les séreuses antérieures sont réunies par un quatrième surjet. Après la toilette des sutures et du péritoine, la cavité abdominale est fermée par un double plan de sutures.

*Suites opératoires.* — Pendant les deux jours qui suivent, les suites opératoires sont presque normales, mais dès le troisième jour la température atteint 39°5, le pouls devient petit, rapide et irrégulier.

Les jours suivants, l'état devient de plus en plus mauvais, et la malade meurt le 10 décembre 1898.

Autopsie. — A l'*autopsie*, on constate, dès l'ouverture du ventre, une péritonite localisée à la face antérieure et à la face postérieure de l'estomac. Cette péritonite est due à ce que quelques points du surjet antérieur de l'abouchement ont lâché. Une fausse membrane semble recouvrir l'orifice formé en cet endroit.

---

Observation VI (1).

[7 janvier 1899].

**Résection pyloro-gastrique pour tumeur, avec anastomose latérale suivant le procédé de gastro-entérostomie postérieure de Von Hacker. — Guérison opératoire.**

Le 3 janvier 1899, M... S..., âgée de 60 ans, entre à l'Hôtel-Dieu d'Angers dans le service de M. le Pr Monprofit. Les antécédents héréditaires ne présentent rien d'intéressant à signaler : il n'y a pas eu de néoplasmes dans sa famille.

Jusqu'à l'âge de 56 ans, M... S..., n'a jamais été malade ; à cette époque, elle aurait éprouvé des symptômes de gastrite qui, du reste, n'auraient pas persisté longtemps. Toutefois depuis quatre à cinq mois, la malade est très constipée ; et depuis trois mois les vomissements sont venus s'ajouter à la constipation.

(1) Obs. n° II de la thèse de Canonne.

Rares au début, ils deviennent de plus en plus fréquents, et s'observent toutes les fois 'que la malade mange du pain. Ces vomissements sont donc surtout alimentaires; on n'a jamais constaté ni hématémèse, ni melæna.

Les divers moyens médicaux ont échoué.

L'amaigrissement est considérable, la perte de l'appétit complète, la face décolorée; teint cachectique des cancéreux.

La palpation révèle dans la région ombilicale l'existence d'une tumeur arrondie, de la grosseur d'un œuf, mobile dans tous les sens.

Opération. — L'intervention est pratiquée le 7 janvier 1899. La malade est endormie à l'éther. A la palpation de l'abdomen, on constate que la tumeur est adhérente à l'ombilic, ce qui oblige à modifier l'incision habituelle, afin de ne pas inciser sur le néoplasme. L'incision verticale partant de l'appendice xiphoïde, et s'arrêtant à deux travers de doigts au-dessus de l'ombilic, est faite sur la ligne médiane; on pousse cette incision autour de l'ombilic de façon à circonscrire celui-ci au moyen de deux lignes courbes se regardant par leur concavité (incision en raquette). On constate à l'ouverture de l'abdomen que la tumeur a envahi toute la région pylorique, et qu'elle est très adhérente à la paroi abdominale. Elle est alors attirée à l'extérieur et isolée au moyen de compresses. Deux grandes pinces sont placées sur l'estomac à 10 centimètres environ de la tumeur, et une troisième à 2 centimètres plus en dedans, entre les deux premières et la tumeur. L'angiotribe de Doyen est appliqué entre les deux groupes de pinces. L'estomac est sectionné avec cet *écraseur ;* les tuniques stomacales paraissent sectionnées comme avec des ciseaux. On ferme ce bout par deux surjets de soie fine, l'un muco-muqueux, l'autre séro-séreux. On saisit la tumeur entre deux grandes pinces, on l'énucléc en déchirant ses adhérences au pancréas et à tous les organes qui se trouvent sur la face postérieure. Puis bientôt la tumeur n'a plus qu'un pédicule assez étroit qui est la deuxième portion du duodénum. La pince de Doyen est appliquée sur ce pédicule qui est réduit à la minceur d'une feuille de papier. Un fil à ligature est placé sur cette surface aplatie et la tumeur est extirpée. Hémostase complète. On termine l'opération en pratiquant la gastro-entérostomie par le procédé Von Hacker. La paroi abdominale est réunie par trois plans de sutures.

*Suites opératoires.* — Pas de température. Les vomissements cessent aussitôt après l'opération. L'opérée va convenablement à la selle deux jours plus tard ; les selles ont leur coloration normale. Le quatrième jour, elle commence à manger du potage. Le sixième, elle est mise au régime ordinaire de la salle. L'appétit revient peu à peu et bientôt l'opérée se trouve telle qu'elle était avant le début de son affection.

Elle quitte le service le 27 janvier en parfaite santé.

## Observation VII (1).

[19 janvier 1899].

**Résection partielle de l'estomac suivie d'anastomose termino-latérale sur la face antérieure. — Mort opératoire.**

Mme C..., âgée de 63 ans, atteinte de troubles gastriques depuis de longues années, a présenté à plusieurs reprises des hématémèses caractéristiques de l'ulcère stomacal. Depuis plusieurs mois, les vomissements sont demeurés incessants, et l'intolérance pour les aliments absolue. Les divers moyens médicaux employés, le régime lacté, etc., etc., sont restés impuissants; l'amaigrissement est considérable, les forces disparaissent de jour en jour et la fin semble prochaine. A la palpation, on trouve une volumineuse tumeur dans la région pylorique. Nous pensons à un cancer du pylore, peut-être développé sur une cicatrice d'ulcère ancien.

Opération. — Une fois le ventre ouvert, nous trouvons une tumeur volumineuse, régulière, résistante, facile à attirer à l'extérieur et facile à isoler des organes voisins; pas d'engorgement ganglionnaire.

Malgré le mauvais état général, nous enlevons la tumeur selon la technique indiquée précédemment. Nous rapprochons ensuite le duodenum de l'extrémité stomacale suturée, et il nous semble que l'implanta-

(1) Obs. nº VIII de la thèse de Canonne. — *Arch. prov. de Chir.*, 1898, p. 462.

tion pourra être faite sur la face antérieure près de la grande courbure sans tractions exagérées.

*Suites.* — Les *suites opératoires* furent d'abord satisfaisantes pendant les quatre premiers jours; l'alimentation put se faire normalement et tout promettait une rapide guérison. Mais au bout de ce temps, il devint manifeste qu'une fuite s'était produite sur un point quelconque des lignes de suture, et la malade s'éteignit le huitième jour.

Autopsie. — A l'examen nécropsique, nous pûmes constater : 1° L'intégrité de la suture terminale de l'estomac; 2° L'arrachement de la demi-circonférence antérieure de l'implantation intestinale. Les aliments avaient fusé dans l'abdomen et amené la fin.

---

Observation VIII (1).

[9 février 1899].

**Résection pyloro-gastrique avec anastomose latérale par gastro-entérostomie antérieure. — Guérison opératoire. — Mauvais état.**

Jeanne D..., âgée de 45 ans, ménagère, entre dans le service de clinique chirurgicale le 7 février 1899.

La malade a depuis quatre mois, des douleurs d'estomac qui s'irradient dans les reins et surtout dans le flanc gauche. Elle a eu de nombreux vomissements alimentaires, quelques hématémèses avec mélœna.

(1) Obs. n° V de la thèse de Canonne.

Jeanne D... a beaucoup maigri depuis ces derniers mois; elle ne mange presque pas. On constate dans la région pylorique une tumeur dure, bosselée, mobile, du volume d'une pomme.

Opération le 9 février 1899. — Sitôt le ventre ouvert, on trouve une tumeur très mobile. Le grand épiploon est effondré; on passe en arrière et deux pinces sont placées à deux centimètres d'intervalle au-dessus de la tumeur. La tumeur est alors sectionnée au moyen de ciseaux; il ne s'écoule rien à la section. Le bout supérieur est fermé par trois surjets. La tumeur est adhérente en arrière au pancréas, on en résèque une partie.

On saisit ensuite la tumeur entre deux pinces et on la résèque en arrière. Le bout inférieur est fermé par trois plans de suture. On fait ensuite la gastro-entérostomie antérieure, telle que nous l'avons décrite. La paroi est fermée par une suture à triple étage.

*Suites opératoires.* — Les jours qui suivent l'intervention, la malade reste dans un état alarmant. Elle ne prend aucun aliment et ne va pas à la selle. Huit jours plus tard, l'état n'est pas amélioré; toutefois elle mange quelques biscuits. Elle est pâle et très amaigrie.

Elle sort après trois semaines de séjour à l'hôpital, si affaiblie qu'on craint de la voir succomber en route.

Observation IX (1).

[8 mars 1899].

**Pylorectomie pour cancer du pylore, avec gastro-entérostomie latérale postérieure. — Guérison opératoire.**

Mme X..., de Coron (Maine-et-Loire), se plaint de troubles gastriques depuis un certain temps. Inappétence, dégoût de la viande, mais pas de vomissements. La constipation est assez opiniâtre; l'état général est mauvais : il y a de l'amaigrissement et de la perte des forces.

En examinant la région de l'estomac, on constate à droite de la ligne médiane, une tumeur dure, du volume d'une petite pomme, sensible et très mobile. On porte le diagnostic de squirrhe du pylore et l'ablation en est décidée.

Opération. — Laparotomie le 8 mars 1899. Le ventre ouvert, on constate que l'estomac a conservé à peu près son volume normal, mais on trouve au niveau du pylore une tumeur dure dont les limites sont assez nettes du côté de l'estomac et du duodénum pour qu'on puisse en tenter l'extirpation. On se met donc en devoir de pratiquer la pylorectomie.

L'estomac est attiré en dehors du ventre et isolé au moyen de compresses. Deux grandes pinces sont placées au-dessus de la tumeur du côté de l'estomac. La face postérieure de l'estomac est libre de toute

(1) Obs. n° III de la thèse de Canonne.

adhérence. L'estomac est alors sectionné entre les deux pinces (on prend les précautions ordinaires pour empêcher l'infection du péritoine). La tumeur est alors attirée autant que possible hors de l'abdomen et rabattue à droite de la malade. On libère alors sa face postérieure qui présente des adhérences assez étendues avec le pancréas. Après dissection soignée de la tumeur, dissection qui nécessite une hémostase assez longue, deux pinces sont placées sur le duodénum entre ces deux pinces. Section du duodénum. On procède ensuite à l'hémostase des tranches duodénales et stomacales ainsi qu'à l'hémostase des épiploons.

*Fermeture de l'estomac et de l'intestin.* — Cette fermeture est exécutée au moyen de deux surjets de soie fine, passés avec l'aiguille droite d'abord sur la muqueuse, puis sur la tunique séro-musculaire. Cette fermeture est exécutée sur l'estomac, puis sur l'intestin. L'occlusion de l'estomac et du duodénum paraissant satisfaisante, on procède à l'anastomose gastro-intestinale par le procédé de la gastro-entérostomie postérieure latérale. On va chercher l'anse jéjunale et on la fait passer à travers une brèche du mesocôlon pour l'amener au contact de la face postérieure de l'estomac sur une longueur de 7 à 8 centimètres. Deux pinces tire-balles maintiennent accolés aux deux extrémités de la ligne d'apposition l'estomac et l'intestin. On fait le premier surjet séro-séreux postérieur; on ouvre l'intestin et l'estomac au-dessus, au-dessous et tout près du surjet. On réunit la muqueuse de l'intestin à la muqueuse de l'estomac par un surjet : surjet muco-muqueux postérieur. Troisième surjet unissant les muqueuses antérieures. Quatrième et dernier surjet pour les séreuses antérieures.

Les sutures ayant été vérifiées ainsi que l'hémostase, les compresses sont enlevées, et le champ opératoire est soigneusement nettoyé au moyen de tampons stérilisés.

Fermeture de la paroi abdominale par trois plans de sutures suivant le procédé déjà décrit dans les observations précédentes.

*Suites opératoires.* — Suites absolument normales. Pas de vomissements. Alimentation légère dans les premiers jours. Le quatrième jour, l'opérée est mise au régime ordinaire et s'en porte très bien.

Nous la revoyons trois mois après. Augmentation de poids. La santé est parfaite. Elle ne souffre plus de l'estomac.

---

OBSERVATION X (1).

[12 mars 1895].

**Tumeur du pylore étendue à la petite courbure. Pylorectomie avec gastro-entérostomie postérieure. — Guérison opératoire.**

Amélie P..., âgée de 62 ans, habitant les Raleries (Maine-et-Loire), souffre de troubles gastriques depuis quatre à cinq mois. Pesanteur au creux épigastrique,

(1) Obs. n° IV de la thèse de Canonne.

douleur sourde irradiant aux espaces inter-costaux, digestions pénibles accompagnées de renvois acides. Jamais d'hématémèses ni de mélæna.

Voyant ses forces l'abandonner chaque jour et l'amaigrissement devenir considérable, la malade se décide à consulter le chirurgien qui la fait entrer dans le service de clinique chirurgicale le 2 mars 1899.

A la région épigastrique, on constate une tumeur du volume d'une orange, mobile en tous les sens et présentant des battements communiqués par l'aorte. On pose le diagnostic de carcinome de l'estomac.

Opération. — L'opération a lieu le 12 mars. Laparotomie sus-ombilicale. Le ventre ouvert, on constate que l'estomac n'est pas dilaté, que la tumeur siège au pylore, s'étendant sur la petite courbure, que ses limites sont très nettes et qu'elle ne contracte pas d'adhérences avec les organes voisins. Tout porte à croire que la pylorectomie pourra s'effectuer sans de trop grandes difficultés.

L'estomac est attiré en dehors du ventre et isolé au moyen de compresses. Deux pinces sont placées au-dessus de la tumeur du côté de l'estomac. Section de l'estomac entre ces pinces. Le néoplasme est attiré hors de l'abdomen et rabattu à droite de la malade. Section du duodénum entre deux pinces. La tumeur est enlevée. Hémostase des tranches duodénales et stomacales. Hémostase de l'épiploon.

Fermeture de l'estomac et de l'intestin au moyen de surjets de soie fine passés avec l'aiguille droite d'abord sur la muqueuse, puis sur la tunique séro-musculaire. L'occlusion de l'estomac et du duodénum paraissant satisfaisante, on procède à l'anastomose gastro-intestinale par le procédé décrit dans les observations précédentes (gastro-entérostomie postérieure trans-mésocolique).

Suture à trois étages de la paroi abdominale.

*Suites opératoires.* — La malade met huit jours à se remettre de l'intervention; pendant cette période, elle reste dans un état très alarmant. Elle ne s'alimente pas, va très difficilement à la selle, souffre de coliques. Le huitième jour, on parvient à lui faire prendre une certaine quantité de bouillon et de lait.

Quinze jours après l'intervention, elle se mit à manger de la viande et bientôt on lui prescrit le régime ordinaire de la salle. L'état général est satisfaisant. Elle augmente de poids, mais le teint cachectique persiste. Elle quitte l'hôpital le 8 avril 1899 complètement guérie.

Trois mois après, nous avons l'occasion de la revoir aux Raieries. La santé est conservée.

La palpation ne révèle rien d'anormal du côté de l'abdomen. Les forces sont complètement revenues, et elle est en état d'exercer son métier de blanchisseuse pour subvenir aux besoins de sa famille.

## B. — Observations inédites en 1906.

### Observation XI.

### [29 juin 1899] (1).

**Pylorectomie avec gastro-entérostomie pour néoplasme du pylore. — Mort.**

Y...J., 43 ans. Est malade depuis trois ans. Depuis six mois seulement, il ne peut tolérer que le lait. Il éprouve au creux épigastrique de vives douleurs, s'irradiant dans le côté droit du thorax. L'ingestion des aliments exaspère les douleurs, et, quelque temps après, est suivie d'un vomissement abondant, dans lequel le malade a souvent reconnu des aliments ingérés plusieurs jours auparavant. Le malade a eu plusieurs fois du mélæna; jamais d'hématémèse. A la palpation, la main sent entre l'appendice xiphoïde et l'ombilic une tumeur étalée. L'estomac est très dilaté et le ventre ballonné. Dans les aines, adénopathie très marquée. L'amaigrissement est considérable.

Opération. — 29 juin 1899. — Laparotomie. On trouve une grosse tumeur, au niveau de la petite courbure, qui se laisse assez facilement attirer au dehors de la plaie.

La section, que l'on est obligé de faire sur la petite courbure, est presque voisine du cardia. Libération du duodénum, que l'on sectionne; et l'on suture. Hémostase. Gastro-entérostomie antérieure.

(1) Les observations XI à XXX n'ont été publiées qu'en 1906 dans les *Archives provinciales de Chirurgie*, avec le texte même de cet ouvrage.

*Suites opératoires.* — Injections de sérum, le premier jour. Le lendemain, l'état général est mauvais, le pouls petit, la température à 36°, le ventre est ballonné et douloureux. Vomissements. *Exitus* dans la soirée.

---

OBSERVATION XII.

[4 novembre 1899].

**Résection pyloro-gastrique pour néoplasme du pylore. Gastro-entérostomie postérieure. — Guérison.**

G... Marie, âgée de 62 ans. Souffre depuis quinze mois, en un point très localisé. En ce point, elle a constaté, dès le début de ses douleurs, une grosseur qui, depuis huit mois, la fait tellement souffrir qu'elle dut cesser tout travail.

La malade a perdu à peu près complètement l'appétit. Elle n'a jamais vomi ni aliment, ni sang. La douleur sourde et presque continue est le principal symptôme fonctionnel que l'on observe chez la malade.

Depuis huit mois, elle a maigri de 31 livres.

La tumeur, que l'on perçoit nettement dans la région épigastrique, est volumineuse et ne semble pas mobile.

OPÉRATION — Le 4 novembre 1899. Laparotomie. La tumeur paraissant suffisamment mobile est tirée hors la cavité abdominale.

Section de l'estomac; décollement du duodénum d'avec ses adhérences; ablation de la tumeur. Fermeture des orifices gastrique et duodénal par deux plans de suture.

Gastro-entérostomie, postérieure, par implantation latérale.

*Suites opératoires.* — Aucune complication à signaler.

Alimentation solide le septième jour.

Le 28 novembre, elle quitte l'hôpital : l'appétit est très bon et les digestions faciles. La malade a engraissé de 3 kilos.

---

### Observation XIII.

[13 janvier 1900].

**Pylorectomie avec gastro-entérostomie postérieure pour cancer du pylore. — Mort.**

L... Félix, âgé de 65 ans, jouissait avant ces quatre dernières années d'une excellente santé. Depuis quatre ans, il a constamment des douleurs, des pesanteurs d'estomac, un ballonnement du ventre très notable. Tous les symptômes qu'il éprouve se sont beaucoup augmentés depuis ces quatre derniers mois. Il est au régime lacté depuis cinq semaines et se lave l'estomac depuis décembre 1899.

Le malade a perdu son appétit ; il a un dégoût très manifeste pour toutes sortes d'aliments solides, la viande surtout. Depuis quatre ans, il vomit, et ses vomissements alimentaires abondants, survenant quelques heures après le repas et quelquefois la nuit, ont diminué par le régime lacté et les lavages. Pas d'hématémèse, ni mélæna. La douleur, dont souffre le malade, reste localisée au creux épigastrique et n'a pas d'irradiation.

Il y a un an, son poids était de 170 livres; puis 154, il y a six semaines. Actuellement, il pèse 134 livres.

A l'examen de la région épigastrique, l'estomac dilaté présente une voussure énorme, très sonore à la percussion et descendant au-dessous de l'ombilic; à jeun, l'estomac clapote facilement.

L'état général est très mauvais; le malade est cachectique; il est actuellement soigné pour une phlébite de la jambe gauche, dont il souffre depuis quatre mois.

Opération. — Le 13 janvier 1900. Laparotomie. On trouve l'estomac très dilaté, et, au niveau du pylore, un noyau très dur.

On place une pince au delà du pylore; puis une solide ligature sur l'intestin après écrasement par une forte pince; le moignon duodénal est lavé légèrement à la solution phéniquée, puis abandonné dans le ventre. Section de la tumeur du côté de l'estomac entre deux pinces. Hémostase et suture de la plaie stomacale, qui, par suite de la dilatation mesure 20 centimètres. On procède ensuite à la gastro-entérostomie postérieure. Dans le cours de l'opération, on fait au malade une injection de 600 grammes de sérum.

*Suites opératoires.* — Le malade est très affaibli; on lui refait du sérum; le pouls est petit; pas de température.

Le lendemain, le même état d'affaiblissement persiste; le malade prend un peu de vin et du café, le pouls devient de plus en plus misérable, la respiration se ralentit et le malade s'éteint le 14, dans la soirée.

---

### Observation XIV.

[22 mai 1900].

**Pylorectomie avec gastro-entérostomie postérieure pour néoplasme du pylore. — Mort.**

D... Ern., âgée de 44 ans, a commencé à souffrir de l'estomac, il y a deux ans. A cette époque, aucun aliment ne la gênait; elle était assez bien portante et pesait 98 livres, poids qu'elle n'a jamais dépassé. Peu à peu, elle s'aperçut que certains aliments digéraient péniblement; elle eut assez rapidement du dégoût pour les viandes, et ne dut s'alimenter qu'avec des légumes et du lait. Depuis cinq mois, la malade a commencé à vomir, d'abord longtemps après les repas, et, depuis cinq semaines, les vomissements se répètent plusieurs fois par jour. Ils sont alimentaires, et ont présenté plusieurs fois la couleur de chocolat. La malade est très constipée, et n'aurait pas été à la selle depuis deux mois. Elle est d'une maigreur extrême et pèse actuellement 63 livres.

Au niveau de l'ombilic, on sent une tumeur dure, volumineuse, paraissant assez mobile.

Opération. — Le 22 mai 1900. Laparotomie. L'estomac est très dilaté. Une grosse tumeur occupe le pylore; autour on trouve de nombreux ganglions. A l'aide d'une forte pince, on écrase le duodénum à 2 centimètres de la tumeur; on lie le duodénum à l'aide d'un gros fil, et l'on met une pince à pédicule courbe sur la tumeur que l'on sépare du duodénum. Surjet sur la tunique musculo-séreuse duodénale. Hémostase. On sectionne ensuite l'estomac, entre deux pinces, au-dessus de la tumeur; et l'on ferme l'orifice stomacal par deux plans de suture.

Gastro-entérostomie postérieure.

Durée de l'opération : une heure et demie.

*Examen de la pièce.* — La tumeur présente le volume d'une pomme; l'orifice pylorique est complètement fermé et laisse à peine pénétrer un stylet.

*Suites opératoires.* — Le soir de l'opération, la malade prend du café et reçoit un litre de sérum en injection. Pas de vomissements. Le lendemain, la malade vomit deux fois; elle ne veut prendre que du café et un peu de vin blanc. Nouvelle injection de sérum.

Le 25, la malade vomit des matières noirâtres, ainsi que le 27. Le 28, la malade se trouve très bien; pas de vomissement, et elle prend des laitages et un peu de viande. Le 29, état général excellent dans la matinée. A 4 heures du soir, après un effort de toux, la malade ressent tout d'un coup une violente douleur au niveau de l'ombilic. Calmée par injection de morphine, elle peut dormir jusqu'à 2 heures du matin; puis la même violente douleur la réveille subitement, et elle meurt quelques instants après.

*Nécropsie.* — A la section des fils, les lèvres de la plaie abdominale s'écartent aussitôt. L'intestin est distendu, et la cavité abdominale est pleine de liquide louche, jaunâtre, d'odeur repoussante. L'anastomose gastro-jéjunale est intacte, de même que le surjet stomacal ; le duodénum distendu présente un orifice à l'éndroit du surjetduodénal qui tombe, dès que l'on attire l'anse intestinale au dehors.

---

### Observation XV.

[22 janvier 1901].

**Gastrectomie partielle gastro-entérostomie postérieure pour néoplasme de l'estomac.**

P... Agathe, âgée de 55 ans, commença à souffrir de l'estomac, lors de sa dernière couche, il y a dix-neuf ans. Les douleurs qu'elle éprouvait au creux épigastrique et dans le dos revenaient par intermittences assez éloignées et ne l'empêchaient que très rarement de vaquer à ses occupations.

Depuis quatre semaines, les malaises se sont accrus et la malade vomit à peu près tout ce qu'elle prend.

Actuellement, la malade éprouve des douleurs assez vives, mais passagères, à tout moment de la journée. Elle n'a pas d'appétit ; ses digestions sont lentes et pénibles ; elle vomit très rarement ses aliments, mais le plus souvent des glaires, et particulièrement le matin.

A l'examen de la région épigastrique, on trouve au niveau de la ligne ombilicale une masse dure, mobile, indolente, qui semble dessiner la grande courbure de l'estomac.

A jeun, le catéthérisme de l'estomac permet de retirer environ 100 centilitres de liquide de stase, constitué par des glaires et des parcelles alimentaires.

Opération. — Le 22 janvier 1901. Laparotomie. A l'exploration de l'estomac, on trouve une tumeur assez volumineuse, partant du pylore, et remontant jusqu'au milieu de la grosse tubérosité ; les limites en sont précises, et tranchent assez nettement sur les parties saines; elle ne présente aucune adhérence et l'ablation en paraît tout à fait indiquée.

A 2 centimètres environ des limites du mal, on place deux pinces, l'une sur le duodénum, l'autre sur l'estomac ; et l'on sectionne la tumeur entre ces deux pinces. Ablation complète du néoplasme, et suture des deux orifices gastrique et duodénal par deux surjets muco-muqueux et séro-musculaire. Hémostase.

Recherche de l'anse jéjunale; on fait passer cette anse par un trou pratiqué dans le méso-côlon transverse, de façon à l'aboucher à la face postérieure du moignon stomacal et assez près de la partie suturée du moignon. Cet abouchement est assez difficile, la portion d'estomac enlevée étant très grande. Anastomose gastro-jéjunale : 1° surjet séro-séreux ; 2° surjet muco-muqueux postérieur ; 3° surjet muco-muqueux antérieur : 4° surjet séro-séreux antérieur. On remet l'estomac et l'intestin en place; le côlon se rabat en avant, ainsi que l'épiploon. Suture en masse au gros fil des parois de la plaie.

*Examen de la pièce.* — La tumeur enlevée représente à peu près les 3/4 de l'estomac, depuis le pylore jusqu'à la partie moyenne de la grosse tubérosité. Sa longueur suivant la grande courbure mesure 20 centimètres.

*Suites opératoires.* — La malade reçoit un litre de sérum ; elle vomit peu, mais ne prend rien de la journée. Température : 37°5. Pouls : 70, fort et régulier.

Le deuxième jour, la malade est un peu agitée ; le pouls est fréquent mais assez fort : 120. Température : 38°4 le soir ; elle tousse beaucoup et présente quelques râles sibilants disséminés. La malade ne prend dans la journée qu'un peu de vin blanc et du café.

Le troisième jour, régime : vin blanc et eau de seltz, tapioca. Tousse moins. Température : 38° 7 ; pouls : 100 ; la malade prend un lavement qui est suivi d'une bonne selle.

Les jours suivants, l'état général s'améliore sensiblement ; et, le huitième jour, la malade peut prendre le régime ordinaire de la salle.

Le 10 février, la malade quitte l'hôpital, assez bien rétablie ; son état général est très bon ; elle mange et digère bien. Poids : 50 kilos.

### Observation XVI.

[23 mars 1901].

**Gastrectomie partielle pour néoplasme de l'estomac avec gastro-entérostomie postérieure.**

P... J. M., âgée de 34 ans. Le début de l'affection remonte à un an. Au cours de sa cinquième grossesse, elle commence à souffrir de l'estomac; elle rejetait alors tout ce qu'elle ingérait. Cet état persista jusqu'à ses couches; malgré cela, l'état général se maintient assez bon; elle ne vomit jamais de sang, et ne constata jamais de selle noire. Les douleurs qu'elle éprouvait s'irradiaient dans tout le thorax depuis cinq semaines; les phénomènes se sont amendés; la malade vomit la nuit, et environ tous les deux jours.

La malade n'a jamais eu d'hématémèse; les aliments sont rejetés tels qu'ils ont été ingérés.

A l'examen de la région épigastrique, on trouve une masse indurée de la grosseur du poing, assez mal délimitée. Elle pèse actuellement 89 livres.

Opération. — Le 23 mars 1901. Laparotomie. A l'ouverture du ventre, on trouve un estomac très dilaté. Une tumeur volumineuse occupe la région pylorique; elle est mobile et facile à attirer au dehors de la plaie.

Entre deux pinces hémostatiques, on sectionne le duodénum et le petit épiploon gastro-hépatique, dans lequel on trouve des ganglions engorgés. On sectionne l'estomac que l'on détache du grand épiploon, après hémostase des vaisseaux de la grande courbure. Le duodénum étant fixé par des pinces, on pratique l'orifice duodénal. On forme ensuite l'orifice stomacal par deux plans de suture.

*Gastro-entérostomie postérieure.* — A l'examen de la pièce enlevée, on voit que le duodénum est libre ; le pylore et la région pylorique sont occupés par une tumeur ulcérée, avec des bourgeons charnus, larges comme une pièce de cinq francs. La paroi stomacale est épaissie et présente une apparence cartilagineuse. La pièce enlevée mesure 11 centimètres de longueur. La surface est lisse, infiltrée ; le sillon de la grande courbure est très élargi. La surface interne présente une surélévation à peu près circulaire, comprenant le sillon de la grande courbure et les deux faces. La tumeur a un aspect lardacé ; tout autour la muqueuse gastrique paraît saine.

*Suites opératoires.* — Le premier jour, la malade est restée en shock jusqu'au soir. Température : 35°4. Injection de sérum artificiel.

Le deuxième jour, état un peu meilleur ; le malade ramène quelques crachats sanguinolents.

Le 25 mars, la température reste à 37°8 ; le pouls est à 120 ; dans l'après-midi, la malade vomit un peu de bile.

Le lendemain, l'état général s'améliore et la malade commence à s'alimenter.

Le 27, température : 38°. — Pouls : 120. — Injection d'un demi-litre de sérum, le même état persiste jusqu'en avril.

Le 6 avril, on constate du souffle tubaire aux deux bases du poumon. Température : 38°6. On fait à la malade, dans la soirée, une injection de 30 centimètres cubes de sérum antidiphtérique. Le lendemain la température tombe à 36°4 et 37°.

Le 8 avril, elle quitte l'hôpital ; son état général est assez bon ; au poumon, quelques râles sous-crépitants à la base droite. Poids : 81 livres.

---

### Observation XVII.

[4 juillet 1901].

**Pylorectomie avec gastro-entérostomie postérieure pour néoplasme du pylore avec ganglions.**

G..., âgé de 37 ans, se plaint de ses digestions, depuis environ quinze mois. Pendant un an il n'éprouvait que des malaises, qui ne l'empêchaient nullement de travailler. Depuis cinq mois vomit tous les jours peu de temps après les repas ; ces vomissements sont alimentaires, et assez souvent noirâtres, de même que les selles qui dans les mêmes jours étaient diarrhéiques, alors que d'habitude le malade est plutôt constipé. Il souffre à peu près continuellement ; sa douleur localisée sous les dernières fausses côtes gauches et s'irradiant dans les reins et dans l'épaule droite est exaspérée aussitôt après l'ingestion d'aliments. Depuis trois semaines, le malade est soumis au régime lacté ; il ne vomit plus ; ses douleurs sont beaucoup moins vives.

Le malade a considérablement maigri ; il pesait, il y a sept ans, 140 livres, puis 62 kilos il y a un an, et actuellement 59 kilos.

A l'examen local, la pression de la région gastrique est sensible et douloureuse ; l'abdomen est souple ; l'estomac clapotte facilement jusqu'au-dessous de l'ombilic, mais ne donne aucun signe appréciable d'une tumeur.

Opération. — Le 4 juillet 1901. Laparotomie. Après l'ouverture de l'abdomen, on atteint l'estomac que l'on trouve un peu dilaté; en l'explorant, on ne trouve au niveau du pylore qu'une petite induration ; puis, en relevant l'épiploon, on constate la présence de quelques ganglions tuméfiés pour lesquels on décide l'ablation du pylore.

On applique des pinces hémostatiques sur les gros vaisseaux qui sillonnent la paroi stomacale ; on dispose de grandes pinces courbes de chaque côté du pylore ; on sectionne l'estomac au-dessus du pylore et l'on ferme l'orifice ainsi pratiqué par deux plans de surjet.

Résection du pylore où se trouve le noyau induré, puis suture de l'orifice duodénal comme précédemment. Hémostase des vaisseaux coupés dans la séparation de l'estomac d'avec l'intestin.

Recherche de l'anse jéjunale; effondrement du méso-côlon et abouchement de cette anse avec la face postérieure de l'estomac ; la réunion de l'estomac et de l'intestin est faite aussi avec deux surjets; le premier réunit les muqueuses, dans cette suture la muqueuse intestinale étant plus longue que la muqueuse intestinale, on est contraint de faire quelques fronces à la première ; le deuxième surjet réunit les tuniques musculaires. Hémostase. Suture et pansement.

*Suites opératoires.* — Le malade a cessé de vomir; on lui injecte le premier jour un litre de sérum. Les jours suivants, il souffrit un peu de ballonnement du ventre et ne put, jusqu'au 9 juillet, rendre ni selle, ni gaz, malgré les lavements et purgatifs.

Le 9 juillet, on fait lever le malade, parce qu'il se plaint d'un point de côté, et de ne pouvoir rendre de gaz ; dans la soirée il eut trois bonnes selles.

Le 10 juillet, il commence à manger un peu de viande; il se lève une heure dans la journée ; mais il accuse une douleur dans le mollet droit.

Le lendemain, même régime, même état, le malade se lève ; mais le soir on constate un léger œdème des malléoles de la jambe droite. A partir de ce jour, le malade ne se lève plus; l'œdème a gagné la jambe, la cuisse et les bourses : le malade n'accuse qu'une légère douleur ; il n'a jamais eu d'élévation de température.

Le malade quitte l'hôpital le 28 juillet; il ne souffre pas ; il ne vomit plus, mais a tous les jours un peu de diarrhée ; son état général ne s'est pas sensiblement amélioré.

### Observation XVIII.

[1er mars 1902].

**Pylorectomie avec gastro-entérostomie postérieure pour néoplasme du pylore.**

Y... Alex., 48 ans. Souffre de l'estomac depuis juillet 1901. Ses digestions étaient alors pénibles; il avait des aigreurs continuelles et vomissait presque tous les jours après ses repas. Ces vomissements étaient alimentaires et assez abondants.

Depuis novembre 1901, le malade perd l'appétit, s'alimente peu, et maigrit rapidement.

Ni hématémèse, ni mélæna. Poids 65 kilos.

Au palper de la région épigastrique, on trouve une tumeur, très mobile, disparaissant parfois totalement.

Opération. — Le 1er mars 1902. — Laparotomie. Tumeur du volume d'une orange, très mobile; nombreux ganglions épiploïques.

Section de l'estomac. Suture de l'orifice stomacal. Décollement du duodénum. Ablation des ganglions. Hémostase. Suture de l'orifice duodénal. Gastro-entérostomie postérieure.

*Suites opératoires.* — Sérum, le premier jour; on dut sonder le malade qui ne pouvait uriner.

Légère congestion du poumon gauche.

Le 12 mars, état général très bon; le malade se lève et, le 24, sort de l'hôpital guéri. Il pèse 62 kil. 1/2.

### Observation XIX.

[28 mai 1903].

**Pylorectomie (Procédé spécial) avec gastro-entérostomie postérieure en Y, pour néoplasme du pylore.**

B..., Aug., âgé de 67 ans. Se plaint de troubles gastriques depuis quatorze mois; d'abord il n'éprouvait que de légères douleurs sourdes au-dessus de l'ombilic; les digestions devenaient lentes et pénibles, s'accompagnaient de régurgitations et de ballonnement du ventre. Il perdit assez rapidement l'appétit, parce que l'ingestion des aliments était douloureuse; cette anorexie portait sur toute sorte d'aliments. Le malade vomit peu; les vomissements surviennent le plus souvent après le repas; plusieurs fois, ils furent teintés de sang.

Depuis trois mois, l'état du mal s'est beaucoup aggravé. Le malade se fatigue au moindre effort; son teint est devenu jaune; le soir ses jambes sont enflées; il a beaucoup maigri, les quelques aliments qu'il prend étant aussitôt rejetés.

Son poids est actuellement de 108 livres.

A l'examen de l'épigastre, on sent une tumeur, profonde, assez mobile; l'estomac est dilaté, et clapotte facilement.

Opération. — Le 28 mai 1903. A l'ouverture de la cavité abdominale, on constata une tumeur, occupant la région pylorique et prépylorique; elle se laisse facilement attirer au dehors.

*Premier temps :* L'estomac est sectionné, et la tumeur détachée de ses connexions avec l'estomac.

*Deuxième temps :* On ferme l'estomac par deux surjets. Hémostase des vaisseaux, longeant la petite courbure et la grande.

On pratique ensuite une incision à travers le mésentère pour arriver jusqu'au duodénum, que l'on sectionne au-dessous de la tumeur. On fait la ligature du duodénum par transfixion avec une aiguille courbe.

*Quatrième temps :* Ablation du néoplasme. On sectionne le duodénum entre la ligature et le néoplasme que l'on enlève. On ferme ensuite le duodénum par deux surjets : muqueux et séro-musculaire.

*Cinquième temps :* Anastomose gastro-jéjunale. Recherche de l'anse jéjunale que l'on sectionne avec le mésentère, on passe le bout jéjunal inférieur à travers le méso-côlon transvers ouvert. On repère la section du jéjunum avec deux pinces à griffes fines ; et l'on incise la séro-musculaire de l'estomac sur son bord convexe.

Implantation du jéjunum sur l'estomac par deux plans de suture.

*Sixième temps :* Anastomose duodéno-jéjunale par deux plans de surjet. On rentre l'estomac et l'intestin anastomosés dans la cavité abdominale. Suture de la paroi. — Durée de l'opération : 1 h. 30, 7.

*Suites opératoires.* — Les trois premiers jours, le malade est très fatigué, pas de vomissements ; mais le malade ne rend pas de gaz ; son ventre est ballonné et douloureux. Température 37°5 ; le pouls est petit, et marque 110.

Le 31 mai, un léger purgatif donné au malade, provoque une petite selle, après laquelle le malade éprouve un grand soulagement. Il accepte un potage et à peu près un litre de lait.

Le 1er juin, l'état général est bien meilleur ; un petit lavement provoque une bonne selle ; le malade mange, avec plus de plaisir, un œuf, du laitage et quelques pruneaux.

Le 2 juin, même alimentation, même état général ; le malade présente un léger œdème des membres inférieurs.

Le 3 juin, et les jours suivants, amélioration progressive ; le malade commence à manger un peu de viande, de la bouillie, du riz ; l'appétit devient meilleur et les digestions assez faciles.

Le 12 juin, le malade quitte l'hôpital ; il pèse 112 livres ; il a repris 2 kil. (1).

---

### Observation XXII.

[14 mars 1903].

### Pylorectomie avec gastro-entérostomie en Y postérieure.

R... a commencé à souffrir de l'estomac il y a cinq ans. Il éprouvait après ses repas un ballonnement ; ses digestions étaient difficiles ; mais son appétit était bon. Il y a deux ans les digestions deviennent douloureuses ; les crises gastriques surviennent avec des

(1) La relation détaillée des Observations XX et XXI nous manque.

vomissements, des renvois acides et brûlants; et pendant un an il eut de la diarrhée tous les jours.

Au début de l'été 1903, les vomissements deviennent plus fréquents, et quelquefois sont quotidiens, soit le matin, soit l'après-midi, ou dans la nuit; il rejette un liquide muqueux, filant, âcre. A la diarrhée a succédé une constipation rebelle. Le malade maigrit. Depuis un mois, l'estomac est devenu complètement intolérant. Jamais d'hématémèse.

Le malade a perdu 20 livres depuis trois mois. A l'examen de la région épigastrique, on trouve au-dessus de l'ombilic un point induré, très mobile, qui paraît être le pylore. L'estomac ne paraît pas dilaté.

Opération. — Le 14 mai 1903. Après incision, on trouve un pylore induré, très mobile, gros comme une petite pomme, et répondant à la grosseur reconnue à la palpation. L'induration s'étend sur la petite courbure. Il n'y a aucune adhérence.

Pylorectomie. La partie supérieure de la grande courbure présente une infiltration blanchâtre semblable à de l'œdème.

Anastomose gastro-jéjunale. Anastomose jéjuno-jéjunale.

Durée de l'intervention une heure trente.

*Suites opératoires.* — Excellentes. Le malade a guéri sans aucune complication; il reprend l'alimentation ordinaire le cinquième jour et depuis il s'améliore rapidement.

Le dix-huitième jour, le malade quitte l'hôpital. Il a engraissé de 3 livres.

## Observation XXIII.

[14 mai 1903].

**Pylorectomie avec gastro-entérostomie postérieure pour néoplasme du pylore.**

B... Marie, 60 ans, souffre depuis très longtemps de l'estomac; mais elle n'en est très gênée que depuis huit mois environ. Les douleurs ne sont pas persistantes, mais reviennent par crises, qui durent plusieurs jours, et pendant lesquelles la malade vomit assez fréquemment quelques heures après l'ingestion d'aliments. Souvent elle se fait vomir elle-même, pour calmer ses douleurs. La malade dit avoir maigri de 30 livres depuis deux ans. A l'examen de l'estomac, on trouve que celui-ci descend à deux travers de doigt au-dessous de l'ombilic. Au creux épigastrique, on perçoit nettement une tumeur; dure, peu mobile, et douloureuse.

Opération. — Le 14 mai 1903. Laparotomie. Au pylore, tumeur d'apparence cicatricielle légèrement adhérente à l'épiploon, se laissant facilement attirer hors de la cavité abdominale. Section de l'estomac. Décollement du duodénum. Ablation de la tumeur. Hémostase. Fermeture des orifices stomacal et duodénal par deux plans de suture.

Gastro-entérostomie postérieure en Y.

*Suites opératoires.* — Légère congestion des bases du poumon. La malade guérit sans autre complication.

Le 2 juin, elle s'en va bien portante, ayant repris des forces et engraissé de 5 livres.

La malade n'a jamais éprouvé les douleurs dont elle souffrait avant l'opération ; elle ne vomit plus, et put s'alimenter assez facilement, reprendre de l'embompoint et des forces pendant un an. Puis en quelques mois les phénomènes généraux du cancer reparurent, et la malade mourut de cachexie en novembre 1904, après une survie de 17 mois.

---

### Observation XXIV.

[30 mai 1903].

### Pylorectomie avec gastro-entérostomie postérieure en Y pour néoplasme du pylore.

H.., Louis, âgé de 60 ans, est malade depuis un an. Tout d'abord les digestions étaient pénibles ; peu à peu l'appétit devint mauvais ; le malade réduisit son alimentation, commença à maigrir et à fatiguer beaucoup en travaillant.

Les vomissements ont commencé il y a six mois, rares au début, survenant tous les cinq à six jours et quelque temps après le repas. Plusieurs fois, il eut des vomissements muqueux le matin ; et parfois les matières vomies furent noirâtres, de même que les selles.

Depuis trois mois, le malade a maigri d'environ 15 kilogs. Il ne peut guère supporter actuellement que du lait et des œufs ; l'estomac ne les tolère même pas toujours.

A l'examen de la région épigastrique, on ne trouve pas de tumeur appréciable; l'estomac est distendu et clapotte facilement.

Opération. — Le 30 mai 1903. Laparotomie. On trouve une tumeur pylorique, volumineuse et facile à enlever.

*Premier temps :* Section transversale, entre deux pinces, de l'estomac, dont on recouvre le bout pylorique d'une compresse.

*Deuxième temps :* Suture de l'estomac par deux surjets : muqueux et séro-musculaire. On fait l'hémostase au-dessous de la tumeur.

*Troisième temps :* On libère l'épiploon, dans lequel on trouve quelques ganglions que l'on enlève. On libère ensuite la tumeur et l'on décolle le duodénum pour arriver sur la partie saine que l'on saisit dans une pince courbe.

*Quatrième temps :* Ablation de la tumeur, et section transversale de l'anse duodénale.

*Cinquième temps :* Suture de l'orifice duodénal par deux surjets.

*Sixième temps :* Anastomose gastro-intestinale. Recherche de l'anse intestinale; on sectionne le jéjunum et le mésentère et l'on fait passer l'extrémité inférieure de cette anse coupée au travers du mésocôlon effondré, pour l'approcher de l'estomac. Implantation du jéjunum sur la paroi postérieure de l'estomac par quatre surjets : séro-musculaire postérieur; muco-muqueux; pénétrant total antérieur; séro-musculaire antérieure.

*Septième temps :* On saisit la portion d'extrémité

inférieure de l'anse jéjunale et on incise la séro-musculaire.

Anastomose jéjunale par quatre surjets. Hémostase. Suture de la paroi; pansement.

Durée de l'opération : une heure vingt-cinq.

*Suites opératoires.* — Dans les trois premiers jours, l'impossibilité qu'a le malade de pouvoir rendre des gaz et le ballonnement du ventre gênent beaucoup le malade. Ces malaises cèdent à l'administration de plusieurs lavements purgatifs.

Le cinquième jour, le malade s'alimente avec des potages, des œufs et de la viande. Les jours suivants, le malade se rétablit d'une façon normale.

Il sort guéri de l'hôpital, le 12 juin. Il a repris 1 kilog. 1/2 et pèse 113 livres.

---

## Observation XXV.

[25 juillet 1903].

### Pylorectomie avec gastro-entérostomie postérieure en Y pour néoplasme du pylore.

R..., âgée de 60 ans, bien portante jusqu'à l'âge de 57 ans; elle souffre de l'estomac depuis cette époque. Elle s'alimentait habituellement très peu; mais, assez rapidement, elle perdit l'appétit, éprouva une gêne douloureuse à digérer ce qu'elle ingérait, et pour cela diminua encore son alimentation. Jamais elle n'eut de vomissement; mais toujours très constipée, elle n'allait à la selle qu'à force de lavements et de purgatifs. Un jour, elle sentit, en portant sa main au creux de l'estomac, une grosseur assez mobile rouler sous ses doigts. Quelque temps après, elle consulta son médecin, qui lui conseilla de se faire opérer.

La malade ne présentait en résumé que de l'anorexie, de l'amaigrissement ; il n'y avait à noter en somme, que cette tumeur, assez volumineuse, que l'on pouvait facilement faire passer à droite et à gauche de la ligne médiane, mais qui n'avait jamais provoqué de vomissements de quelque nature qu'ils soient.

Opération. — Le 25 juillet 1903. A l'ouverture de l'abdomen et à l'exploration de la région épigastrique, on trouve une tumeur du volume d'une pomme très mobile ; et la petite courbure est remplie de ganglions.

On applique des pinces élastiques sur l'estomac à 6 centimètres au-dessus de la tumeur, et l'on sectionne l'estomac entre ces deux pinces. Fermeture de l'orifice stomacale par deux plans de surjet. Hémostase.

Section, hémostase et dissection de l'épiploon gastro-hépatique, pour libérer le duodénum. A 3 centimètres au-dessous de la tumeur, on applique sur le duodénum deux pinces élastiques, entre lesquelles on sectionne cette anse intestinale. Ablation de la tumeur hémostase. Suture du bout duodénal.

On procède ensuite à la gastro-entérostomie : recherche du jéjunum, section du mésentère, ligature d'une arcade mésentérique, section du méso-colon transverse, à travers lequel on fait passer le jéjunum.

Anastomose gastro-jéjunale. Anastomose jéjunale à 20 centimètres environ au-dessous de la précédente hémostase et fermeture de la paroi. Durée de l'intervention : 1 h. 1/2. A l'examen de la pièce, on voit que la tumeur de la grosseur d'une pomme, occupe la région prépylorique et est implantée sur la face postérieure de l'estomac. Les autres faces sont saines et libres, ce qui explique l'absence de vomissements.

*Suites opératoires.* — Les trois premiers jours, la malade n'absorbe que quelques tasses de liquide, vin blanc et café. On lui injecte aussi du sérum artificiel; régime liquide de lait et de bouillon.

Le 3 juillet, la malade a commencé à manger un peu de viande, qu'elle digère assez facilement.

Elle quitte l'hôpital le 15 juillet. Son état général est très bon; elle a repris trois livres de son poids.

---

### Observation XXVI.

[7 octobre 1903].

### Pylorectomie avec gastro-entérostomie postérieure en Y pour néoplasme du pylore.

L..., âgé de 49 ans, se plaint de douleurs gastriques depuis dix-huit mois environ. D'abord les digestions étaient lentes et laborieuses ; puis le malade commença à souffrir sitôt après l'ingestion des aliments, et, pour cette raison, diminua son alimentation ; il eut un grand dégoût pour les viandes, et les seuls aliments qu'il pouvait tolérer étaient les liquides, le lait et les bouillies. En très peu de temps, il maigrit de douze livres et sentit ses forces tomber au point de ne pouvoir se livrer à aucun travail. Jamais il n'eut d'hématémèse et n'a jamais constaté que ses selles fussent noires. Les aliments autres que le lait et les laitages ne sont pas tolérés et le malade les vomit quelque temps après les avoir ingérés avec une assez grande quantité de liquide.

A la palpation, la paroi abdominale se défend et ne permet pas d'apprécier de tumeur ; l'estomac ne semble pas dilaté.

Opération. — Le 7 octobre 1903. Laparotomie. A l'exploration de l'abdomen, on trouve une tumeur juxta-pylorique grosse comme une petite pomme, occupant le pylore, et s'étendant jusqu'à la partie moyenne de la petite courbure.

On perfore au-dessus du pylore l'épiploon gastro-hépatique ; on passe une pince courbe devant le duodénum, une seconde sur l'estomac et l'on sectionne. Fermeture du duodénum. On libère le pylore et on évacue le contenu de la poche stomacale. Section de l'estomac vers la partie moyenne. Suture. Hémostase. Anastomose jéjuno-stomacale. A la partie postérieure de l'estomac, anastomose jéjuno-jéjunale à 20 centimètres de l'anastomose stomacale.

*Suites opératoires.* — Très bonnes. Convalescence rapide.

## Observation XXVII.

[9 janvier 1904].

**Ulcère juxta-pylorique. — Résection du pylore, avec gastro-entérostomie postérieure en Y.**

B..., âgée de 46 ans. La malade souffre de l'estomac depuis 4 ans. Au début, elle n'éprouvait que de légers malaises ; et ce n'est que peu à peu que les douleurs, tout d'abord tolérables, devinrent de véritables crises gastriques, accompagnées de vomissements.

Ceux-ci se répétaient deux ou trois fois par semaine et se produisaient plusieurs heures après le repas. Un an après le début des malaises, les douleurs devinrent continues. Elle fut soumise à cette époque au régime lacté. On lui fit aussi des lavages d'estomac. Pendant cinq mois, la malade eut de ce traitement un léger soulagement. Puis les crises revinrent plus violentes que jamais ; il y a deux ans, la malade s'aperçoit qu'elle a dans la région épigastrique une petite grosseur du volume d'un œuf, mobile, et qui n'a jamais augmenté depuis. En 1903, la malade eut une hématémèse. Et, depuis, elle s'amaigrit rapidement. En août 1903, elle perdit 45 kil. ; actuellement, elle n'atteint que 33 kil.

La région épigastrique est très sensible ; et, à la palpation, les doigts perçoivent nettement la petite tumeur très mobilisable.

Opération. — Le 9 janvier 1904. Laparotomie. L'estomac est très mobile dans le sens transversal.

Elle est facilement attirée au dehors de la plaie. Le pylore est libéré de ses adhérences; et, après une hémostase longue et difficile, la tumeur est enlevée. Sutures des deux orifices stomacal et duodénal par plans séparés. Gastro-entérostomie postérieure en Y.

*Examen du pylore.* — Le sphincter pylorique ne permet pas le passage du petit doigt. La section du pylore présente une tranche très épaisse et fibreuse. Près du pylore une *excavation*, creusée en entonnoir, est le reliquat d'un ancien *ulcère;* derrière la tumeur se trouvent des masses ganglionnaires.

*Suites opératoires.* — Le premier jour, la malade doit être remontée avec du sérum et du café; le pouls était petit.

Le cinquième jour, la malade prenait des aliments solides qu'elle supportait très bien.

Le 26 *janvier*, elle se trouvait complètement rétablie et pesait 41 kil.

---

### Observation XXVIII.

[30 avril 1904].

**Gastrectomie avec gastro-entérostomie postérieure en Y, pour néoplasme étendu de l'estomac.**

G... Jud., âgée de 61 ans. Souffre de l'estomac depuis quatorze mois. Ce n'était au début que des malaises légers; les digestions étaient et s'accompagnaient de vertige; deux mois après, perte complète de l'appétit. Le lait seul et les œufs sont tolérés. Les vomissements ont fait leur apparition, depuis environ huit mois; d'abord vomissements de gloire survenant le matin ; puis vomissements alimentaires quelques heures après le repas ; depuis cinq mois, la malade vomit régulièrement deux ou trois fois par jour, et ne supporte que le lait. Depuis un an, elle a maigri de 10 kil.

La malade présente à la région épigastrique une tumeur profonde et assez mobile ; l'estomac descend au-dessous de l'ombilic et clapotte très facilement ; la malade est cachectique ; elle pèse 45 kil.

Opération. — Le 28 avril 1904. Laparotomie. Tumeur volumineuse comprenant presque tout l'estomac, que l'on parvient assez facilement à sortir de l'abdomen.

Libération du duodénum au-dessous du pylore, et suture de l'orifice duodénal. On libère les adhérences de l'épiploon gastro-hépatique ; section de l'estomac.

Hémostase. Suture de l'orifice gastrique. Gastro-entérostomie postérieure en Y.

*Suites opératoires.* — Aucune complication. Le septième jour, elle mange le régime commun de l'hôpital.

Le 19 mai, la malade a repris 3 livres.

Le 28 mai, elle quitte l'hôpital; elle pèse 48 kilos.

---

## Observation XXIX.

[1er juin 1904].

**Néoplasme pylorique. Pylorectomie avec gastro-entérostomie postérieure en Y.**

B..., âgée de 49 ans, avait toujours été bien portante jusqu'à l'âge de 27 ans. Elle se maria à cette époque; et les trois grossesses, qu'elle eut dans la suite, furent très pénibles, toujours accompagnées de vomissements très rebelles; elle eut de mauvaises suites de couches, dont elle est restée infirme du ventre depuis. Les troubles gastriques n'ont commencé à devenir permanents qu'à l'âge de 44 ans; et depuis cinq ans ses digestions sont douloureuses; après chaque repas son ventre est ballonné; la malade a de fréquentes régurgitations et jamais de constipation. Il y a trois mois, elle fut prise brusquement d'embarras gastrique, et vomit une pleine cuvette de matières alimentaires; et depuis ce temps elle ne cessa de vomir tous les jours, tout d'abord deux fois par jour, quelques heures après les repas; les matières vomies étaient très abondantes, beaucoup plus que celles qu'elle avait ingérées. Les douleurs devinrent continuelles et l'estomac absolument intolérant, au point de rejeter tout ce que la malade ingérait; elle dut s'aliter, tant les douleurs étaient vives, et parce qu'elle perdait rapidement son poids et ses forces.

A l'examen de la région épigastrique, on ne perçoit pas de tumeur; mais l'estomac est très dilaté et clapotte à trois travers de doigts au-dessous de l'ombilic.

Opération. — Le 1er juin 1904. Laparotomie. A l'ouverture de l'abdomen, on trouve un estomac très dilaté : au pylore une tumeur assez mobile, du volume d'un œuf. L'estomac est attiré au dehors de la plaie; le grand épiploon est sectionné et lié; on place à une bonne distance de la tumeur deux pinces transversalement sur l'estomac que l'on sectionne. Hémostase des coronaires. On suture l'orifice stomacal par deux surjets : l'un muqueux, l'autre séreux. Dissection de la tumeur du côté du duodénum; l'épiploon et le méso-côlon sont sectionnés et l'hémostase en est faite aussitôt. Le duodénum au niveau de sa deuxième portion est sectionné entre deux pinces entérostatiques, la tumeur est enlevée, elle comprend un bon tiers de l'estomac, la première portion du *duodénum* et une partie de la *glande pancréatique*. On ferme l'orifice duodénal par une ligature. Hémostase.

Pour rétablir la continuité du tube digestif, on pratique la gastro-entérostomie postérieure en Y. Recherche de l'anse jéjunale qui est très abaissée. Section du jéjunum entre deux pinces; abouchement du bout inférieur à la face postérieure de l'estomac, et abouchement latéral du bout supérieur dans le jéjunum, à vingt centimètres de la première anastomose.

*Suites opératoires.* — Après l'opération, la malade ayant un pouls très petit, on lui fait une piqûre de caféine et de 250 grammes de sérum; dans la soirée l'état de la malade est très satisfaisant.

Dès le second jour, disparition des douleurs générales et des vomissements.

Le cinquième jour, elle prend un peu de ris de veau et des œufs; l'état général est très bon.

Il se fait, le huitième jour, au niveau de la suture, une réaction inflammatoire, qui se termine par l'élimination de petites masses sphacélées.

Le quinzième jour les fils sont enlevés et la plae semble bien guérie, elle retourne chez elle, ayant repris 2 kilos.

Un mois après l'opération, il se forme au niveau de l'ombilic une *fistule*, qui laisse échapper des matières provenant de l'intestin; malgré cette complication, la malade put s'alimenter et reprendre quelques forces pendant quatre mois; elle retomba assez rapidement et mourut le cinquième mois de cachexie.

---

### Observation XXX.

[10 septembre 1904].

**Pylorectomie avec gastro entérostomie postérieure en Y pour sténose néoplasique du pylore.**

C..., Fr., âgé de 52 ans. Souffre de l'estomac depuis un an; il ne put, au début, supporter ni le vin, ni les viandes. Pendant six mois, son appétit fut encore bien conservé; il ne vomissait pas, et n'avait que des malaises assez vagues. Depuis six mois, les digestions sont plus pénibles et le malade est très constipé; il souffre presque continuellement, au point de ne pouvoir faire aucun travail, et souvent de ne pouvoir dormir la nuit.

Le malade a constaté que, depuis six mois, il a maigri de 10 kilos. Actuellement, le malade est très amaigri ; il a le teint cachectique et ne se sent aucune force. A la palpation, les muscles abdominaux sont contractés et résistants; ils ne permettent pas d'apprécier nettement une tumeur dans la région épigastrique.

Opération. — Le 10 septembre 1904. Laparotomie. A l'ouverture de l'abdomen, on constate une volumineuse tumeur occupant la région épigastrique, mobile, et présentant toute facilité pour l'extraction.

Section de l'estomac entre deux pinces ; et l'on suture l'orifice ainsi pratiqué à l'aide de deux plans de suture.

Section de l'anse duodénale et ablation de la tumeur. On referme également l'orifice duodénal par deux plans de suture; puis on fait la gastro-entérostomie postérieure en Y.

*Suites opératoires.* — Excellentes; elles n'ont présenté aucune complication.

Le sixième jour, le malade a commencé à prendre des aliments solides, qu'il digéra assez bien ; il quitta l'hôpital le 2 octobre, après avoir engraissé de 4 livres.

## Observation XXXI.

[15 novembre 1904].

### Induration du pylore et hématémèse. Pylorectomie avec gastro-entérostomie en Y.

O.... 56 ans, souffre de l'estomac depuis une vingtaine d'années. Au début, troubles digestifs passagers, caractérisés par des digestions lentes et douloureuses. Les accès augmentèrent peu à peu d'intensité, de fréquence et de durée. Ils étaient calmés par l'usage des alcalins.

En 1902, survinrent des vomissements, à l'occasion d'écarts de régime. Les alcalins ne suffisent pas à calmer les crises; et la malade est obligée de s'aliter et de se mettre au régime lacté.

Au mois d'août 1904, les vomissements devinrent quotidiens. La malade ne tolérait plus aucun aliment; elle vomissait environ deux heures après le repas, et la crise douloureuse était passée après l'évacuation de l'estomac.

Depuis trois mois, l'amaigrissement est manifeste; et l'état général est mauvais. Le 10 novembre 1904, une première et abondante hématémèse, qui se renouvelle le lendemain, avec du mélæna, oblige le malade à s'aliter et à ne prendre pendant cinq jours que de l'eau et de la glace, puis exclusivement du lait, jusqu'au 14 novembre. A cette date, elle entre à la maison de santé pour y être opérée.

Opération. — Le 15 novembre 1904. Laparotomie. L'estomac est dilaté. Au pylore, une induration donne l'impression d'un petit noyau néoplasique au début. Quelques ganglions épiploïques le long de la grande courbure. Pylorectomie. Résection des ganglions épiploïques. Section du duodénum et fermeture de l'orifice duodénal par un gros fil de lin passé sous le duodénum à l'aide d'une aiguille trousse. Section de l'estomac; enlèvement des deux pinces et suture de l'orifice par deux plans. Anastomose jéjuno-stomacale à la partie postérieure de l'estomac et anastomose jéjuno-jéjunale (Opération en Y).

*Suites opératoires.* — La première journée est assez pénible; la malade a quelques vomissements. Amélioration le 2ᵉ jour; pas de fièvre, ni de vomissements. Le 3ᵉ jour, une bonne selle améliore l'état de la malade. Cessation de douleurs. Les jours suivants, amélioration continue et progressive.

---

Les opérations postérieures à 1904, seront ultérieurement publiées.

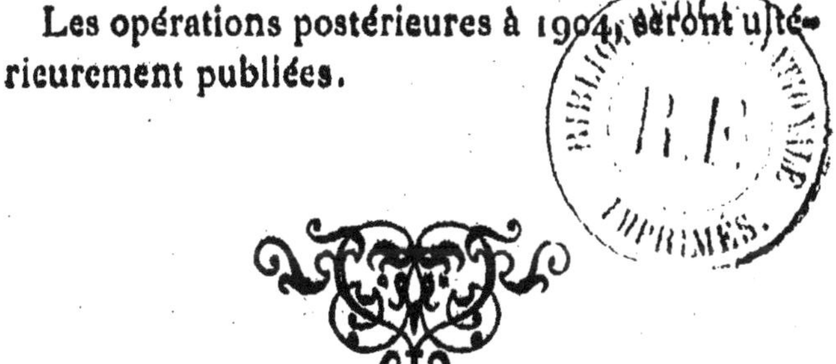

# TABLE MÉTHODIQUE DES MATIÈRES

## LA GASTRECTOMIE

PAGES

CHAPITRE PREMIER. — Généralités.
Définition ........................ 1
Etymologie ........................ 4

CHAPITRE II. — Historique.
I. Histoire générale ........................ 5
1° Expérimentation ........................ 5
2° Clinique ........................ 6
a) Faits cliniques d'origine ........................ 7
b) Faits cliniques anciens ........................ 21
c) Faits cliniques récents ........................ 56
II. Histoire locale ........................ 57
III. Bibliographie ........................ 59

CHAPITRE III. — Considérations anatomiques et physiologiques sur la Gastrectomie.
I. Anatomie ........................ 63
II. Physiologie expérimentale ........................ 78

CHAPITRE IV. — Manuel opératoire de la Gastrectomie en général. — Technique générale.
1° Précautions anté-opératoires ........................ 85
2° Anesthésie ........................ 92
3° Opération ........................ 93
4° Traitement post-opératoire ........................ 120

Chapitre V. — Manuel opératoire des diverses sortes de Gastrectomie. — Technique spéciale.
I. Pylorectomie et résection pylorogastrique......... 125
II. Gastrectomie cylindrique partielle ou centrale.... 154
III. Cardiectomie et résection cardiogastrique......... 155
IV. Gastrectomie totale......................... 157
V. Gastrectomie partielle ou résection de l'estomac... 162

Chapitre VI. — Suites et résultats de la Gastrectomie.
I. Suites de l'opération......................... 179
II. Résultats de l'opération...................... 182
III. Résultats éloignés.......................... 185
IV. Opérations complémentaires................... 191

Chapitre VII. — Indications et contre-indications de la Gastrectomie.
I. Affections malignes : *Cancer*.................. 194
II. Tumeurs bénignes............................ 211
III. Affections bénignes......................... 212
1° Ulcère de l'estomac.......................... 212
2° Rétrécissement du pylore...................... 220
3° Autres affections............................ 224
*a*) Estomac biloculaire.......................... 224
*b*) Dilatation de l'estomac...................... 226
*c*) Fistules gastriques.......................... 226
*d*) Gastrite syphilitique........................ 231
*e*) Hernie de l'estomac.......................... 231
*f*) Diverticule de l'estomac..................... 232
*g*) Spasme du pylore............................ 232
*h*) Tuberculose du pylore....................... 233
*i*) Linite plastique............................. 233
4° Traumatismes................................ 235
5° Tumeurs para-stomacales...................... 235

Chapitre VIII. — Observations personnelles.
A. — Observations déjà publiées (I à X)............ 239
B. — Observations inédites en 1906 (XI à XXXI).... 269

Table des Matières.............................. 305

Le Mans. — Imprimerie Monnoyer. — 1907.

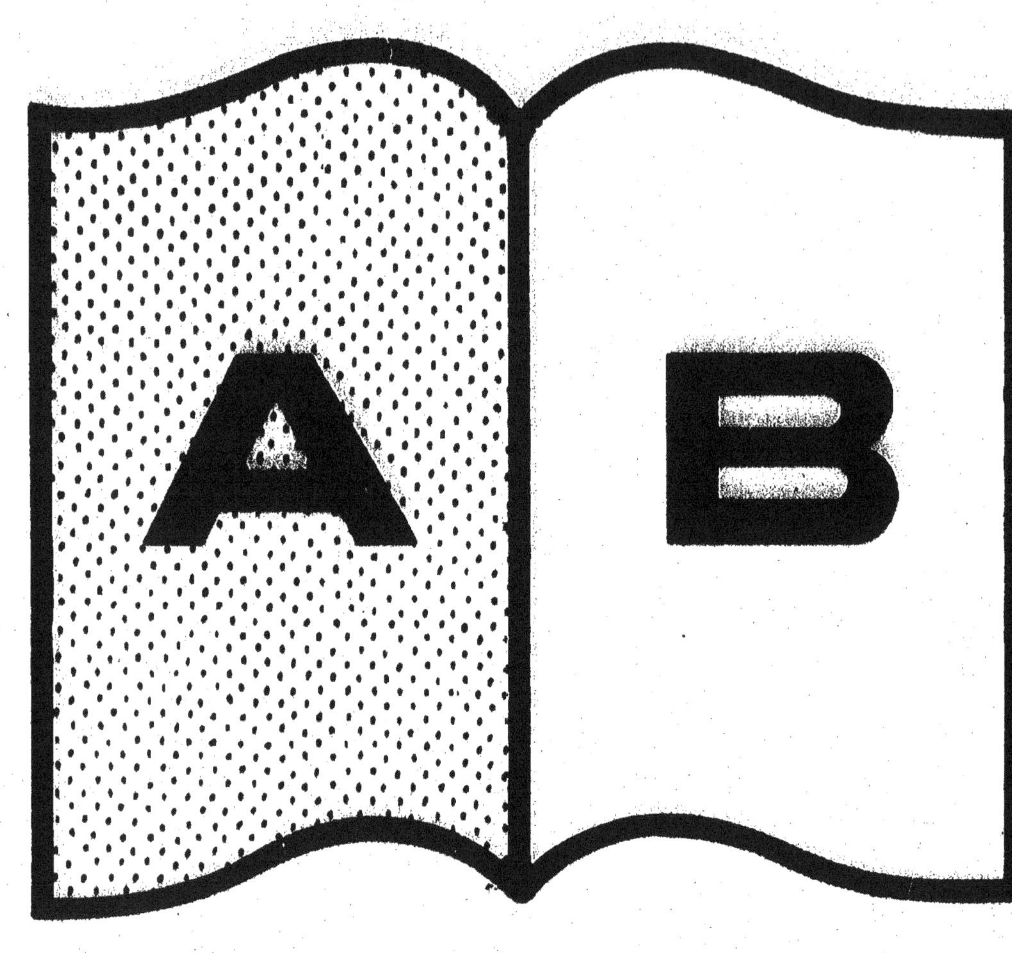
A
B

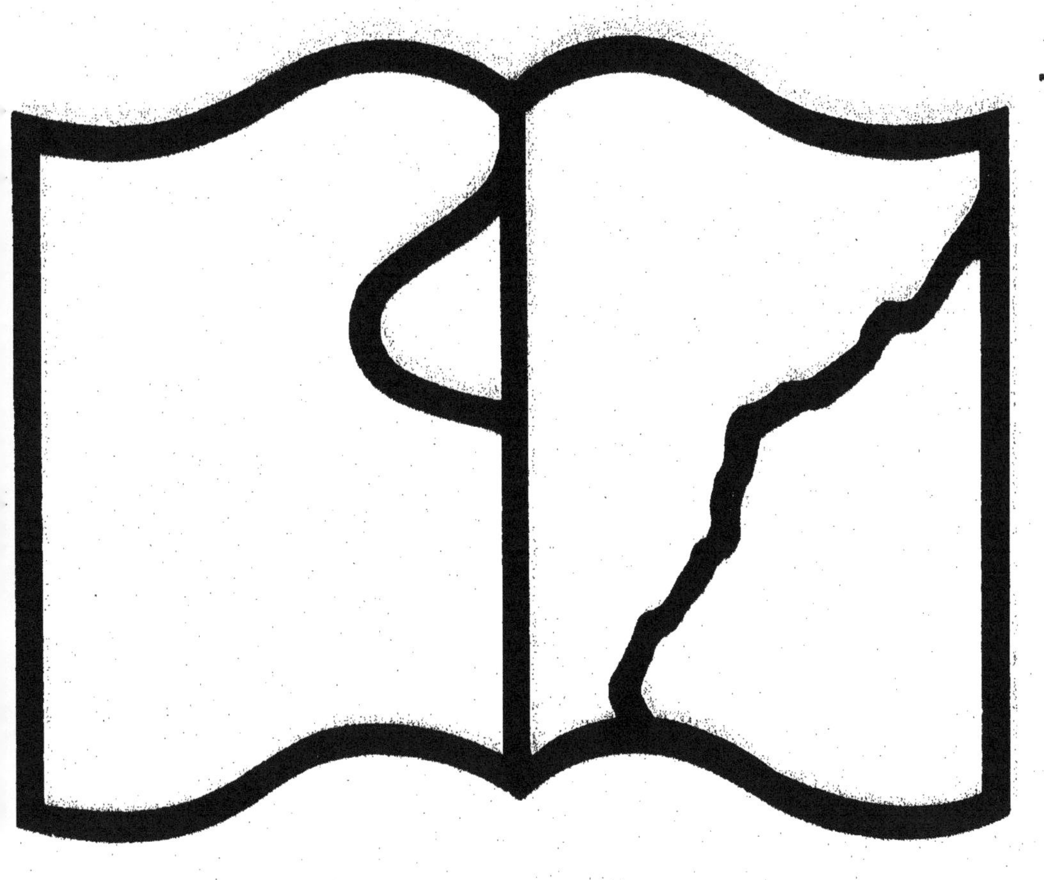

www.ingramcontent.com/pod-product-compliance
Ingram Content Group UK Ltd.
Pitfield, Milton Keynes, MK11 3LW, UK
UKHW021848190726
13855UKWH00001B/203